Neff

W0084064

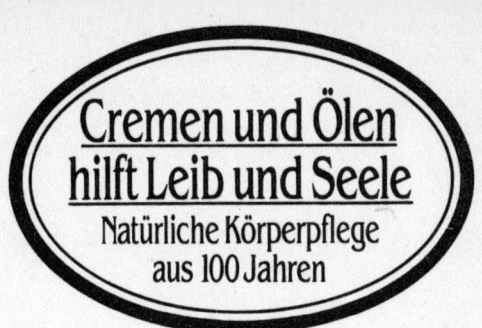

Cremen und Ölen hilft Leib und Seele

Natürliche Körperpflege
aus 100 Jahren

Neff

3. Auflage

Neff ist ein Imprint der
Verlagsunion Erich Pabel-Arthur Moewig KG, Rastatt
© 1991 by Monika Pilsl, Lustenau, Austria,
und Verlagsunion Erich Pabel-Arthur Moewig KG, Rastatt
Alle Rechte vorbehalten
Umschlagentwurf und -gestaltung: Werbeagentur Zeuner, Ettlingen
Printed in Germany 1993
Druck und Bindung: Elsnerdruck Berlin
ISBN 3-8118-5778-9

Inhalt

Vorwort

Erfahrungen, Ratschläge und Tips zur Selbsthilfe, die über Generationen gesammelt und überliefert worden sind, ergeben eine Fundgrube, die in keinem Haushalt fehlen sollte. NATÜRLICHE KÖRPERPFLEGE AUS 100 JAHREN ist ein solcher wahrer Hausschatz von Erfahrungen, die Großmütter in den letzten 100 Jahren an ihre Kinder und Enkelkinder weitergegeben haben.

Auf die meisten dieser Ratschläge kam man einst durch Zufall oder Ausprobieren, und dann wurde das Gelernte an die nächste Generation weitergereicht. Manches war seitdem verschollen, wurde vergessen oder nicht mehr als „zeitgemäß" genug empfunden. Aber gerade in unserer heutigen Zeit beginnt man sich wieder dieser altbewährten, einfachen und umweltfreundlichen Problemlösungen zu besinnen. Nicht alles läßt sich in jedem Haushalt verwirklichen; deshalb bietet dieser praktische Ratgeber für diverse tägliche Probleme verschiedene Lösungen an. Manche Ratschläge gehen um Generationen zurück, andere stammen aus neuester Zeit von „modernen" Großmüttern.

Natürliche Körpferpflege war und ist Großmutters Ansicht, und die Erfahrung gibt ihr recht. Unsere Natur hält in den Pflanzen, aber auch im Wasser und anderen Substanzen viele Stoffe bereit, die (richtig aufbereitet und angewendet) eine sorgsame Körperpflege unterstützen. Das beginnt bei den Haaren und geht über Gesicht, Mund,

Ohren, Arme, Hände, Finger, Fingernägel, Körper, Beine bis zu den Füßen – denn der ganze Körper kann natürlich gepflegt werden.

Großmutters Ratschläge
für die Haarpflege

☞ *Der Haarboden und das Haar werden gestärkt, wenn man den Kopf mit Eidotter und Kamillentee wäscht.*

☞ *Vor dem Haarewaschen kämme man die Haare gut durch, damit sie beim Waschen nicht so verfilzen und danach leichter und weniger strapaziös durchgekämmt werden können.*

☞ *Haarausfall wird gestoppt, wenn man abends Kamillentee in die Kopfhaut einmassiert.*

☞ *Bei Haarausfall wende man folgendes Haarwuchsmittel an: Den Saft einer Zwiebel mit Franzbranntwein mischen und in die Kopfhaut einmassieren.*

☞ *Gegen Haarausfall sollte man täglich die Kopfhaut mit den Fingern schön massieren.*

☞ *Haarausfall verhindert man, indem man den Kopf mit einem Sud von Haarwurz behandelt.*

☞ *Bei Haarausfall einen Liter Wasser abkochen und darin zwei Beutel Pfefferminztee ziehen lassen. Diesen Tee auf das frisch gewaschene Haar geben und nicht ausspülen, sondern trocknen lassen. Es genügt, anfangs einmal wöchentlich einzumassieren (ca. zwei Monate lang), dann die Behandlung noch alle drei bis vier Wochen durchzuführen.*

☞ Bei Haarausfall hilft *Pferdemark* (aus der Apotheke). Nach dem Waschen einmassieren und einige Stunden wirken lassen. Anschließend auswaschen.

☞ Bei Haarausfall den Kopf regelmäßig mit starkem *Kamillentee* (nicht von Beuteln, sondern Kamillenblüten zur Zubereitung verwenden) waschen. Außerdem tägliche Kopfeinreibungen mit Birkenhaarwasser oder Rosmarinhaarwasser durchführen.

☞ Haarausfall kann vorgebeugt werden, indem man viel *Blumenkohl* ißt, der das Vitamin Biotin enthält. Ein Mangel an diesem Vitamin kann neben Haarausfall auch zu entzündlichen Hautkrankheiten führen.

☞ Gegen Haarausfall hilft eine Mischung aus einem halben *Eigelb*, einer *Zitrone* und einem Eßlöffel *Alkohol*. Die Mischung gut in die Kopfhaut massieren und nach zwei Stunden Einwirkzeit die Haare normal waschen.

☞ Reiben Sie sich möglichst oft die Kopfhaut mit *Franzbranntwein* ein, um den Haarwachs zu fördern. Fönen oder Haartrocknen ist nicht nötig, da der Franzbranntwein sofort verfliegt.

☞ Nehmen Sie jeden Morgen auf nüchternen Magen einen Teelöffel ungekochte *Hirse* als Haarwuchsmittel ein.

☞ Haarewaschen mit R e g e n w a s s e r gibt dem Haar den schönsten Glanz. Glänzend wie Seide wird das Haar, wenn man dem Spülwasser etwas Zitronensaft zusetzt.

☞ Die Salzkristalle des Meerwassers wirken am Haar wie ein Brennglas, und Chlorwasser trocknet es aus. Deshalb reibe man die Haarspitzen vor dem Baden mit etwas S e s a m - oder A v o c a d o ö l ein.

☞ G o l d b l o n d e s   H a a r erhält man, wenn man es mit Kamillentee wäscht, dem etwas Borax beigegeben wurde.

☞ Haare werden gebleicht, wenn sie nach dem Waschen mit Z i t r o n e n s a f t eingerieben werden. Ein Tuch um den Kopf wickeln und einwirken lassen, nicht wieder auswaschen.

☞ Haare werden nicht so schnell grau, wenn regelmäßig verdünnter A p f e l e s s i g eingerieben wird.

☞ G r a u e n   H a a r e n wirkt man entgegen durch Waschungen mit einer Mischung aus einem Drittel Essig und zwei Dritteln warmem Wasser. Nicht nachspülen! Die natürliche Haarfarbe bleibt so erhalten.

☞ T r o c k e n e   H a a r e werden mit Mayonnaise behandelt. Man läßt sie eine Viertelstunde einwirken und wäscht die Haare abschließend.

☞ *Trockenes Haar wird mit hellem Bier gespült, es bekommt dadurch einen schönen Glanz.*

☞ *Bei fettigem Haar setzt man dem Spülwasser Zitronensaft zu.*

☞ *Gegen fettes Haar hilft ausgezeichnet, wenn Sie nach jeder Haarwäsche die Haare mit Bier spülen. Das Bier darf aber nicht wieder herausgespült werden.*

☞ *Schönes glänzendes Haar bekommen Sie, wenn Sie nach der Wäsche beim Spülen der Haare dem Wasser etwas Kamillentee beifügen.*

☞ *Dunkles Haar erhält einen seidigen Glanz, wenn man die letzte Spülung mit schwarzem Tee macht.*

☞ *Stumpfes Haar verlangt eine Behandlung mit einem geschlagenen Ei, das danach ausgespült wird. So bekommt das Haar schönen Glanz.*

☞ *Glänzendes, kräftiges und gesundes Haar erhalten Sie, wenn Sie es ab und zu mit Brennesseltee waschen und reichlich Spinat und ungeschälte Äpfel essen.*

☞ *Glänzendes Haar bekommen Sie, wenn Sie das Haar mit einem Becher Milch einreiben, 15 Minuten einwirken lassen und dann mit lauwarmem Wasser ausspülen.*

☞ *Mattes Haar* wird durch Spülungen mit Zitronensaft glänzend. Man nimmt auf einen halben Liter Wasser den Saft einer Zitrone. Zuvor muß das Haar natürlich gründlich gewaschen und vorgespült werden.

☞ *Ein altes Hausmittel* gegen sprödes und stumpfes Haar ist eine sogenannte *Eipackung*. Das geschlagene Ei muß man im Haar gut verteilen, ca. eine halbe Stunde einwirken lassen und hinterher mit lauwarmem Wasser gründlich ausspülen.

☞ *Besonderen Glanz* erhalten die Haare, wenn das Shampoo mit *Apfelessig* versetzt wird. Auf eine Flasche normaler Größe kommen sechs Teelöffel Essig.

☞ *Die Haare glänzen* und werden gestärkt, wenn vor der Kopfwäsche ein *Eigelb*, verrührt mit dem Saft einer halben *Zitrone*, in die Kopfhaut einmassiert wird.

☞ *Zu dünne Haare* behandle man mit reinem Birkenwasser: Im Frühjahr nehme man einen Ast und koche ihn aus. Das Wasser in einer Flasche sammeln. Zur Behandlung massiere man die Kopfhaut damit ein und lasse es vor dem Ausspülen gut einwirken. Das nachwachsende Haar wird deutlich kräftiger. Auch bei einer beginnenden Glatze zeigt diese Kur eine positive Wirkung.

☞ *Dünnes Haar* mit *Erdöl* einreiben und vier Stunden bis zu einem halben Tag einziehen lassen. Danach gut ausspülen und waschen. Wenn man diese Kur einmal pro

Monat ca. sechs Monate lang praktiziert, wird der Erfolg sichtbar.

☞ Gegen gespaltene Haare hilft die folgende vorbeugende Behandlung: Die Haare mit alkalifreier Seife waschen und mit Boraxwasser nachwaschen. Den trockenen Haarboden mit Kletterwurzelöl einreiben und regelmäßig Kopfmassagen durchführen.

☞ Gegen strohiges Haar hilft folgendes Mittel: Vor dem Waschen Olivenöl in das Haar einmassieren und eine halbe Stunde einwirken lassen. Danach verrührtes Eigelb auftragen und nach einer weiteren halben Stunde das Haar waschen.

☞ Sprödes Haar behandle man mit Olivenöl. Vor dem Haarewaschen das Öl in die Kopfhaut einreiben und eine halbe Stunde einwirken lassen. Danach verrührtes Eigelb mit einem Wattebausch auf die Haare auftragen und nach einer weiteren halben Stunde mit warmem Wasser gut ausspülen.

☞ Bei sprödem Haar hilft folgende Kurmaßnahme: 50 Gramm Mandelöl, 30 Gramm Walnußöl, 30 Gramm Sonnenblumenöl, 30 Gramm Rizinusöl und 5 Gramm Rosenöl gut miteinander vermischen und anschließend zwei Tage bei kühler Temperatur stehen lassen. Danach diese Tinktur in das Haar massieren und während der Nacht einwirken lassen. Erst am nächsten Morgen die Haare unter intensiver Kopfmassage gründ-

lich ausspülen. Diese Behandlung sollte jeden Monat durchgeführt werden, und zwar jeweils an zwei Tagen hintereinander.

☞ *Feines Haar wird zwei Stunden vor dem Waschen mit Olivenöl behandelt.*

☞ *Fönen strapaziert das Haar, deshalb trockne man die Haare nur mit einem Handtuch.*

☞ *Selterswasser ist ein guter Haarfestiger. Man verwendet es einfach als letztes Spülwasser nach dem Waschen.*

☞ *Ein Teelöffel Zucker oder Gelatine, in einer Tasse mit warmem Wasser aufgelöst, ergibt einen brauchbaren Haarfestiger.*

☞ *Beim Haarewaschen gibt man dem letzten Spülwasser etwas Essig bei. Das verhindert frühzeitiges Ergrauen und gibt dem Haar weichen Glanz.*

☞ *Babies und Kinder mögen es nicht, wenn beim Haarewaschen Seife oder Shampoo in die Augen gerät. Deshalb die Augenbrauen vorher mit Vaseline einstreichen, so daß die Seife seitlich daran herunterrinnen kann.*

☞ *In vielen Heilkräutern sind Substanzen enthalten, die auf das Haar eine kräftigende, nährende und pflegende Wirkung haben. Einige dieser Kräuter sind: Birke,*

Huflattich, Brennessel, Kamille, Arnika. Von einzelnen dieser Kräuter oder von Mischungen eine Abkochung herstellen und das Haar damit waschen und spülen.

☞ Folgende Mischung ist für jedes Haar geeignet: Ein rohes Ei mit zwei Eßlöffeln Bier verrühren. Diese Mischung kräftig ins Haar einmassieren und eine Viertelstunde einwirken lassen. Anschließend gut spülen.

☞ Ein altes Mittel zur Haarpflege sieht wie folgt aus: Zuerst das Haar mit Kernseife waschen; danach die Kopfhaut mit selbst hergestelltem Brennesselschnaps fest einmassieren. So wird Brennesselschnaps hergestellt: Eine leere Schnapsflasche etwa zu einem Viertel mit Brennesselwurzeln füllen und dann mit gewöhnlichem Schnaps aufgießen. Die Flasche etwa zwei Wochen an der Sonne stehen lassen.

☞ Haare lassen sich gut legen und frisieren, wenn man sie mit Bier spült. Der Geruch verfliegt beim Trocknen.

☞ Sollte die Zeit für eine Frisur mit elektrischen Lockenwicklern nicht mehr ausreichen, kann man wie folgt eine Schnellfrisur herstellen: Das trockene Haar auf normale Lockenwickler aufdrehen und mit einem feuchten, warmen Tuch bedecken. Nach einigen Minuten das Tuch abnehmen und die Haare trocknen lassen.

☞ Bei Dauerwelle kann die Sonne das Haar brüchig machen. Eine Kurpackung beugt vor: Ein Eigelb mit etwas Sesam- oder Avocadoöl verrühren, bis eine glatte Creme entsteht. Die Packung auftragen und eine halbe Stunde wirken lassen, dann mit mildem Shampoo auswaschen.

☞ Zitronensaft als letzte Haarspülung verleiht dem Haar schönen Glanz.

☞ Bei Kopfschuppen die Kopfhaut mit Salz bestreuen und anschließend die Haare gründlich ausbürsten.

☞ Bei Kopfschuppen vermenge man Franzbranntwein und Zwiebeln und reibe damit je nach Bedarf ein- bis zweimal wöchentlich die Kopfhaut ein.

☞ Gegen Schuppen nehmen Sie 50 Gramm Lupinensamen, 30 Gramm Frauenhaarblätter und 30 Gramm Weidenrinde und kochen diese zehn Minuten lang in ungefähr einem Liter Wasser. Damit waschen Sie dann ca. zwei bis drei Wochen lang jeden Abend die Haare und massieren sich damit die Kopfhaut.

☞ Gegen Schuppen wirkt folgender Sud: Nehmen Sie 50 Gramm Holz und Blätter vom Buchsbaum, 30 Gramm Klettenwurzeln und 50 Gramm Seifenkrautwurzeln. Kochen Sie alles in einem Liter Wasser ca. zehn Minuten lang. Damit jeden Abend vor dem Schlafengehen sorgfältig Kopfhaut und Haare einreiben.

☞ *Kopfschuppen* lösen sich, wenn man *Brennesseln* abkocht und damit die Haare wäscht. Auch Rosmarin hat die gleiche schuppenlösende Wirkung.

☞ Bei *Schuppenflechte* nehme man täglich fünf bis zehn Bio-Bierhefetabletten (aus dem Reformhaus oder der Diätabteilung eines Kaufhauses) und fette die Schuppenstellen mit Hautcreme ein. Auch ein Solarium bringt Linderung.

☞ *Lange Haare* lassen sich besser entwirren, wenn man nach dem Waschen dem letzten Spülwasser etwas Weinessig hinzufügt.

☞ *Bürsten und Kämme* reinigt man in einer Mischung aus einem Teil Salmiakgeist und acht Teilen Wasser – mit klarem Wasser nachspülen.

☞ *Kleider- und Haarbürsten* reinigt man nicht mit warmem Seifenwasser, da es die Borsten weich macht. Richtig ist kaltes Sodawasser oder auch sehr schwaches Salmiakwasser (1:8 verdünnt).

☞ *Kamm und Handbürste* können auch in einfachem Seifenwasser gereinigt werden.

☞ Haarbürsten reinige man mit einer Lösung aus warmem Wasser und *Ammoniak*.

Großmutters Ratschläge für die Gesichtspflege

☞ Eine milde und gesunde Gesichtsreinigung (auch bei Pickeln) erreicht man mit folgender Lösung: Wasser und Apfelessig so mischen, daß es nur ganz schwach sauer riecht. Abends das Gesicht damit abwaschen.

☞ Die Haut wird schön, wenn man einen Schuß Zitronensaft ins Waschwasser gibt.

☞ Reine Haut erhalten Sie, wenn Sie geschälte Roßkastanien reiben und dem Waschwasser zusetzen.

☞ Schönheit der Haut erreicht man, wenn man eine ausgedrückte Zitronenhälfte ins Waschwasser legt. Das macht das Wasser weich und verschönt den Teint.

☞ Eine schöne Gesichtsfarbe bekommt man, wenn man sich mit destilliertem Wasser von Melisse wäscht. Die Haut wird zart, wenn man diese nach dem Waschen mit kühlem Wasser spült.

☞ Einen reinen, weißen Teint bekommen Sie, wenn Sie bittere Frühlingskresse in Flußwasser kochen und sich zur Frühlingszeit abends damit waschen. Untertags viel in der Luft bewegen.

☞ Bei Falten im Gesicht koche man die grünen Zapfen der Edeltanne, gieße das Wasser durch ein Leinentuch und wasche das Gesicht abends vor dem Schlafen mit dem Wasser.

☞ *Die Haut wird klar und weich, wenn man das Gesicht mit S c h a f g a r b e n t e e wäscht.*

☞ *Einen schönen Teint erhält man, wenn man sich täglich mit s c h w a r z e m T e e abreibt.*

☞ *Einen b r a u n e n T e i n t erhält man, wenn man sich täglich mit Karottensaft abreibt. So kann man auch seine Urlaubsbräune bewahren.*

☞ *Bei g r o ß p o r i g e r H a u t reibe man das Gesicht nach dem Waschen ab und zu mit Zitronensaft ab.*

☞ *Die Haut bleibt geschmeidig, wenn man sie regelmäßig nach dem Waschen mit ein paar Tropfen O l i v e n ö l einreibt.*

☞ *W a s s e r ist ein gutes und natürliches Kosmetikum, wenn es richtig angewendet wird. Da unser Leitungswasser heute meistens Magnesium, Kalzium und Chlor enthält, ist es allerdings als Mittel zur Schönheitspflege ungeeignet.*

☞ *Früher haben unsere Großmütter auf R e g e n w a s s e r geschworen. Allerdings können wir heute auch nicht mehr sicher sein, ob es nicht durch Umweltverschmutzungen belastet ist. Deshalb muß es schon einige Stunden regnen, bevor das Regenwasser so weich und sauber ist, wie es unsere Großmütter gewohnt waren. Immer empfehlenswert ist ein Spaziergang im Regen oder in feuchter, nebliger Luft. Vielleicht bekommen sie nasse Füße, aber so ein Spaziergang in feuchter Luft verschönt porentief. Diese porentiefe Reinigung ist wesentlich natürlicher als jedes chemische Reinigungsmittel.*

☞ *Die einfachste Art, heutzutage Wasser hautgerecht zu bekommen, ist das Abkochen mit B o r a x oder S p e i s e s o d a. Wenn Sie es etwas aufwendiger machen wollen, so kaufen Sie – in der Apotheke – Indikatorpapier. Durch Hinzufügen von Obstessig zum Wasser können Sie nämlich den pH-Wert der Haut „einstellen". Diesen pH-Wert mißt man mit einem Indikatorpapier. Das „Schönheitswasser" muß einen pH-Wert von 5,5 haben.*

☞ *W a r m e s W a s s e r löst Schmutz besser als kaltes. Auch öffnet warmes Wasser die Poren, wobei kaltes Wasser sie wieder schließt. Durch wechselndes Waschen – oder Duschen – mit kaltem und warmem Wasser bekommt die Haut mehr Elastizität und Widerstandskraft. Dabei immer mit kaltem Wasser abschließen.*

☞ *Wasser ist einer der wichtigsten Faktoren, um eine junge, frische, gepflegte und gesunde Haut zu behalten. Allerdings kann man der Haut nicht dadurch F e u c h - t i g k e i t zuführen, indem man sie kurz mit Wasser benetzt, denn das verdunstete Wasser würde Trockenheit bewirken. Großmutters Ratschlag lautet deshalb: Zunächst Gesicht und Dekolleté mit einer fetten Creme einreiben, dann unter die warme Dusche stellen und einige Minuten das Wasser über das Gesicht laufen lassen.*

Wenn Sie sich nun nach dem Duschen mit einem weichen Tuch abtupfen, werden Sie überrascht sein, wie frisch und blühend Sie aussehen.

☞ Die Kamille ist eine Wunderblume. Schon im Altertum erkannte man ihre heilsame Wirkung gegen viele Krankheiten und nannte sie deshalb „die gute Blume". Kamillendampfbäder sind ein gutes Schönheitsmittel: Über zwei Eßlöffel Kamillenblüten und -kraut gießen Sie kochendes Wasser. Wenn Sie sich tief genug über die Schüssel beugen, können Sie mit einem großen Tuch über dem Kopf die heilsamen Kamillendämpfe einfangen. Das ist der wirksamste Kampf gegen Mitesser und Pickel. Die Kamillendämpfe reinigen die Poren und geben der Haut ein frisches Aussehen. Allmählich verschwinden die hartnäckigsten Pickel, die sich auf verstopften Poren niederließen. Nach dem Dampfbad können Sie Mitesser mühelos ausdrücken. Nach der Dampfeinwirkung sollte man die Poren mit kaltem Wasser schließen.

☞ Eine blendende Gesichtshaut bekommen Sie durch öfteres Einreiben mit einer Zitronenscheibe.

☞ Gesichtsröte beseitigt man, wenn man sich zweimal täglich mit einem Tee von Anemonen und Zinnkraut abwäscht. Man kann sich auch früh und abends mit roher Milch abreiben.

☞ Bei Gesichtsröte vor dem Schlafengehen das Gesicht (und Hände) mit dem Saft einer frischen grünen Gurke einreiben und eintrocknen lassen.

☞ *Orangenhaut:* Auf den betreffenden Hautpartien mit kreisenden Bewegungen Kaffeesatz einreiben.

☞ *Großporigen Teint* wäscht man mit heißer Milch.

☞ *Einen reinen Teint* erhält man durch häufiges Einreiben mit der Schale unbehandelter Zitronen.

☞ *Ein frisches Aussehen* erhält man, wenn man morgens das Gesicht mit einem Eiswürfel aus Zitronensaft und Mineralwasser abtupft.

☞ *Für eine selbstgemachte Hautcreme* brauchen Sie folgende Zutaten: fünf Gramm Bienenwachs, zehn Gramm wasserfreies Wollwachs, 40 Gramm Rosenwasser, zehn Gramm Mandelöl aus süßen Mandeln, zwei Tropfen Lavendelöl. Schmelzen Sie im Wasserbad bei 60 Grad Celsius beide Wachssorten zusammen, und fügen Sie das Mandelöl hinzu. Nehmen Sie den Topf vom Herd. Das Rosenwasser wird ebenfalls auf 60 Grad erhitzt und in die Masse gegossen. Rühren Sie so lange, bis alles handwarm ist. Schließlich wird das Lavendelöl eingeträufelt und untergemischt. Wenn die Masse erkaltet ist, wird sie in ein Töpfchen abgefüllt.

☞ *Mit Mandelkleie* lassen sich *verstopfte Poren* gut reinigen. Sie ist bei fettiger und unreiner Haut statt Seife zu empfehlen.

☞ *Hautcreme für alternde Haut* stellt man wie folgt her: Zehn Gramm Bienenwachs schmelzen und drei Eßlöffel Bienenhonig zügig unterrühren. Die Creme bewirkt, nach dem Erkalten regelmäßig angewendet, die Durchblutung der Haut und macht sie samtweich und zart.

☞ *Hautcreme mit Früchten* hat eine besondere Wirkung: Eine halbe Aprikose, zerdrückt und unter die Hautcreme verrührt, wirkt belebend und glättend auf die Haut. Weiches Avocadofleisch macht die Haut glatt, weich und samtig. Zwei bis drei Erdbeeren, zerdrückt und mit etwas Creme gemischt, wirken kühlend und beruhigend.

☞ Die Haut wird straffer, wenn man sich einmal am Tag mit *Buttermilch* wäscht. Auch kleine Fältchen verschwinden dabei.

☞ *Gurken* sind ein guter Helfer bei Kosmetik und sollten jedesmal Verwendung finden, wenn Gurkensalat zubereitet wird. Mit der Innenseite der Schale und den beiden Gurkenenden reiben Sie Gesicht, Hals, Arme und Hände ein. Lassen Sie den Saft einwirken und tauchen Sie dann die behandelten Körperteile in kaltes Wasser. Der Hals wird mit kaltem Wasser abgeklopft. Die Haut bleibt so frisch und faltenfrei.

☞ Für *straffere Haut* einen Tee aus Brennesseln bereiten und das Gesicht damit einreiben.

☞ *Falten* beugt man vor, wenn man sich täglich mehrfach das Gesicht mit kaltem Wasser wäscht.

☞ *Ein Austrocknen der Haut* verhindert man, indem man bei Tag und bei Nacht immer eine Nährcreme aufträgt. Eine Nachtcreme sollte fetthaltiger sein als eine Tagescreme.

☞ *Hilfe bei trockener Haut* bietet folgende Creme: Einen Teelöffel Honig und zwei Eßlöffel Milch langsam erwärmen. Dann drei Eßlöffel Mayonnaise, zwei Eßlöffel saure Sahne und zwei Eigelb hinzufügen und alles gut verrühren. Die Creme morgens und abends reichlich auftragen.

☞ *Gegen fette Haut* hilft Gurkenwasser, das leicht herzustellen ist: Fruchtfleisch und Kerne einer Gurke in eine Flasche füllen und mit 90prozentigem Alkohol übergießen. Auf einen Teil Gurkenfleisch nimmt man drei Teile Alkohol. Nach drei Wochen wird die Flüssigkeit durch ein Sieb abgegossen und als Gesichtswasser verwendet.

☞ *Sommersprossen und Leberflecken* können mit folgender Lösung unsichtbar gemacht werden: Der Saft einer frischen Zitrone wird mit einem Eßlöffel Kölnisch Wasser, einem Teelöffel Salz und einem Viertel Eiweiß vermischt. Dieses Schönheitsmittel wird abends auf die betreffenden Stellen aufgetragen und über Nacht darauf gelassen.

☞ *Sommersprossen verblassen, wenn sie mit Zitro-*
nensaft betupft werden.

☞ *Sommersprossen verblassen, wenn man die grünen*
Blätter des Sellerie mit kochendem Wasser übergießt
und nach dem Abkühlen auf das Gesicht legt und zehn
Minuten einwirken läßt.

☞ *Saft von roten Rüben ist ein gutes Mittel gegen*
Mitesser. Täglich ein halbes Glas dieses Saftes trinken
wirkt Wunder.

☞ *Mitesser sind ein Zeichen für Erkrankungen. Ver-*
dauungs- und Stoffwechselstörungen sowie falsche Ernäh-
rung sind meistens die Ursache. Wenn Sie diese ausdrük-
ken wollen, bitte nicht mit den blanken Fingernägeln, son-
dern mittels eines frischen Taschentuches, und zwar mit
den Nagelspitzen durch das Tuch. Die ausgedrückte Stel-
le dann mit Spiritus nachtupfen. Wenn Sie Instrumente
verwenden, diese vorher auskochen.

☞ *Bei Mitessern auf der Nase wird die Nase beim*
Waschen gebürstet und massiert (mit einer Zahnbürste).
Die Kur längere Zeit einhalten.

☞ *Mitesser und große Poren dreimal wöchentlich mit*
Zitronensaft abreiben.

☞ *Bei Pickeln im Gesicht auf folgende Nahrungsmit-*
tel verzichten: geräucherte Speisen, Fett, alkoholische

Getränke, Mehlspeisen, Schokolade, Bohnenkaffee. Als Abhilfe zehn Gramm Kamille, zehn Gramm Leinsamen und 30 Gramm Hefe vermischen und davon täglich einen Teelöffel in Milch angerührt einnehmen.

☞ Pickel sofort beim Auftreten (durch leichte Rötung erkennbar) mehrmals mit einer alkoholhaltigen Flüssigkeit (zum Beispiel Rasierwasser) betupfen.

☞ Pickel heilen schneller ab, wenn man sie mit einer frisch angeschnittenen Knoblauchzehe betupft.

☞ Pickel behandeln Sie erfolgreich, wenn Sie 50 Gramm Bierhefe und einen Becher Sahnejoghurt mit der zerriebenen Knolle einer Schwertlilie gut vermengen, bis ein Brei entsteht. Diesen Brei tragen Sie im Gesicht auf und lassen ihn so lange einwirken, bis der Brei erhärtet.

☞ Pickel heilen schneller ab, wenn man sie mit Zitronensaft betupft.

☞ Pickel heilen leichter ab, wenn man eine Maske aus weißer Zahnpasta auflegt.

☞ Auf unreine Haut, Hautmale oder Flecken Waldbeerenbrei auflegen.

☞ Spitzwegerich ist ein altes Mittel für die Gesundheit und Körperpflege. Den frisch gepreßten Saft der

Blätter auf Wunden, Quetschungen oder Geschwüre auflegen. Als kosmetische Zubereitung hilft es bei Akne und unreiner Haut.

☞ Ein Aufguß von Himbeerblättern wirkt als altbewährtes Heilmittel gegen F l e c h t e n und Hautausschlag.

☞ Hautschutz bei H e i z u n g s l u f t ist wichtig. Während der Zeiten, in denen im Haus geheizt werden muß, wird die Haut durch die Temperaturunterschiede zwischen draußen und drinnen stark beansprucht. Es können sich leicht rote Flecken, Pusteln und Hautschuppen einstellen. Diesem Problem läßt sich durch Eincremen mit stark fetthaltiger Creme (noch besser Vaseline) vorbeugen.

☞ N a s e n r ö t e beseitigt man, indem man einen Wattebausch nimmt, ihn in sehr heißes Wasser taucht und die Nasenspitze damit betupft.

☞ Die N a s e g l ä n z t nicht mehr, wenn man sie vor dem Schlafengehen mit Mandelkleie einpudert. Morgens wird sie mit lauwarmem Essigwasser abgetupft.

☞ Gegen eine unschöne g e r ö t e t e N a s e wirkt Großmutters altes Naturrezept: 20 Gramm Thymianblätter und 20 Gramm Walnußblätter in eine Tasse kochendes Wasser geben und durchsieben. Danach eine Messerspitze Natron und einen halben Teelöffel Maisstärke dazufügen und alles gut miteinander vermischen. Die noch warme Flüssigkeit zum Waschen der Nase benutzen – dabei ist es gut, ruhig etwas davon einzuatmen.

☞ Bei Allergie oder Ausschlag, verursacht durch unechten Ohrenschmuck, bestreicht man die Ohrringe oder Ohrstecker alle paar Wochen mit farblosem Nagellack.

☞ Entzündete Ohrringlöcher mit Alkohol behandeln – auch wenn es schmerzhaft ist.

☞ Aufgesprungene, spröde Lippen werden am besten mit Glyzerin bestrichen, damit sie wieder weich werden.

☞ Kleine Lippenbläschen zerdrücken, so daß sie platzen und auslaufen, und etwas 4711 auftupfen. Das schmerzt zwar im Moment, erspart aber eine endlos lange Krankheitszeit und verhilft zu schneller Heilung.

☞ Lippen glänzen, wenn man über den Lippenstift sehr dünn Vaseline aufträgt.

☞ Spröde Lippen werden weich durch Honig. Am besten abends dick auftragen, damit er gut einziehen kann.

☞ Aufgesprungene Lippen bestreicht man mit Sahne oder mit ungesalzener Butter.

☞ Schöne rote Lippen bekommt man, wenn man sie öfter mit einer Zahnbürste und Salz massiert. Hinterher mit einer Hautcreme oder Glyzerin eincremen.

☞ *Schminkstifte* lassen sich viel leichter und sparsamer anspitzen, wenn sie vorher einige Zeit im Gefrierfach gelegen haben.

☞ *Jede Art von reinem Pflanzenfett* kann als Make-up-Entferner verwendet werden, einfach einreiben und mit einem Papiertuch abwischen.

☞ *Beim Abschminken von Wimperntusche* soll man nur Olivenöl verwenden. So beugt man Augenallergien vor.

☞ *Lippenstift* probiert man an der Innenseite des Handgelenks aus, weil dort die Haut ähnlich fein wie die der Lippen ist.

☞ *Ist die Wimperntusche krümelig*, gebe man ein bis zwei Tropfen Augen-Make-up-Entferner in die Patrone. Die Farbe wird dadurch nur verdünnt, die Haftfähigkeit leidet dadurch nicht.

☞ *Zum Umfüllen von Flüssigkeiten* in kleine Fläschchen mit engem Hals kann man als Trichter eine Eierschalenhälfte verwenden, in die man vorher ein kleines Loch gebohrt hat.

☞ *Ist der Gesichtsschwamm* glitschig geworden, wasche man ihn bei der nächsten Wäsche bei 30 oder 90 Grad mit, und er wird wieder sauber.

☞ *Die Quarkmaske* hat eine langanhaltende Wirkung: Zwei Eßlöffel Quark, einen Eßlöffel Milch und einen Teelöffel Honig gut verrühren und auf das Gesicht streichen. Wenn die Masse trocken ist, wird sie abgespült.

☞ *Eine Apfelmaske* bewirkt schöne Haut. Zwei Äpfel fein reiben, mit ein paar Spritzern Zitronensaft vermischen und auf das Gesicht auftragen. Nach etwa sieben Minuten lauwarm abwaschen.

☞ *Erdbeermaske:* Drei Erdbeeren zerdrücken, mit Schlagsahne und einem Teelöffel Bienenhonig verrühren. Die Masse wird aufgetragen und nach zehn Minuten Wirkzeit mit einem Wattebausch, der in lauwarme Milch getaucht wurde, abgewaschen.

☞ *Bei empfindlicher Haut* ist eine *Quarkmaske* wohltuend. Drei Eßlöffel Weißkäse mit einem Eßlöffel Bienenhonig cremig rühren und auftragen. Nach 20 Minuten mit einem Wattebausch, der in Milch getaucht wurde, abwaschen.

☞ *Gurkenschalen* wirken wohltuend als Maske. Die Schalen mit der Innenseite auf das Gesicht legen und 20 Minuten einwirken lassen. Danach die Schalen entfernen, aber das Gesicht nicht abwaschen.

☞ *Empfindlicher Haut* tut eine *Schweineschmalzmaske* gut: Frisch ausgelassenes Schweineschmalz (es muß noch warm sein) trage man auf die Haut *auf, lasse es 20 Minuten einwirken und wasche es dann ab. Rauhe Hände über Nacht damit einschmieren und Baumwollhandschuhe überziehen.*

☞ *Eine G u r k e n m a s k e bleicht und macht die Haut weich. Dünne Gurkenscheiben werden auf das Gesicht gelegt, dies bleicht die Sommersprossen. 15 bis 20 Minuten einwirken lassen, dann reiben Sie etwas Milch mit dem Gurkensaft der Scheiben ein und massieren mit zarter Bewegung.*

☞ *Eine Maske für empfindliche Haut: Man zerdrückt eine geschälte B a n a n e mit der Gabel und schlägt diese schaumig. Dann ca. 10 bis 15 Minuten einwirken lassen.*

☞ *Eine E i w e i ß m a s k e erfrischt, wenn sie müde und abgespannt sind. Schlagen Sie das Eiweiß zu Schnee, vermischen Sie es mit acht bis zehn Tropfen Zitrone und Rosenöl, und verteilen Sie die Masse gleichmäßig auf das Gesicht. Mit entspannten Muskeln warten Sie, bis die Masse eingetrocknet ist. Dann mit warmem Wasser abwaschen.*

☞ *E r d b e e r - G e s i c h t s p a c k u n g: Frische Erdbeeren wirken klärend und reinigend, bei Sonnenbrand beruhigend und kühlend. Zwei bis drei Erdbeeren mit einer Gabel zerdrücken, mit etwas Zitronensaft verrühren, auf das Gesicht auftragen und etwa 15 Minuten einwirken lassen.*

☞ *Eine Hefemaske* hilft, regelmäßig angewandt, bei Hautunreinheiten: Einen Würfel Backhefe zerbröckeln, mit etwas lauwarmer Milch streichfähig anrühren und auf das Gesicht auftragen. Sobald die Masse auf dem Gesicht erstarrt ist, reibe man sie mit den Fingerspitzen ab und wasche anschließend das Gesicht.

☞ Gesichtsmasken aus *Gurkensaft* und *gekochter Milch* zu gleichen Teilen machen die Haut glatt, zart und geschmeidig. Gurkensaft ist ein erprobtes Mittel gegen Sommersprossen, da er tief in die Poren eindringt.

☞ *Nahrung für die Haut* gibt folgende Maske: Ein Eidotter wird mit einem Teelöffel Honig und ein paar Tropfen reinem Pflanzenöl verrührt. Der Brei wird auf das gereinigte Gesicht aufgetragen und nach einer Viertelstunde mit lauwarmem Wasser abgewaschen.

☞ Beruhigende Gesichtsmaske gegen *Streß* und *rote Flecken*: Man lasse einen Beutel Malventee (Hibiskus) 30 Minuten lang in heißem Wasser ziehen. Dann wird ein Eiweiß schaumig geschlagen und vorsichtig mit drei Eßlöffeln erkaltetem Tee vermischt. Die dünnflüssige Maske wird im Gesicht verteilt und wirkt 20 Minuten ein. Danach wasche man die Haut und creme sie ein.

☞ Folgende Maske wirkt gegen *unreine Haut*: Mischen Sie zwei Eßlöffel Sahnejoghurt mit einem Eßlöffel Kleie zu einem Brei. Tragen Sie ihn messerdick auf das Gesicht auf; Augenpartie und Mundwinkel werden frei gelassen. Nach 20 Minuten klopfen Sie sanft ein und waschen alles mit lauwarmem Wasser ab.

☞ Gegen Pickel hilft eine Maske aus Quark und einem Ei. Gut auf Gesicht und Hals verteilen und 15 Minuten einwirken lassen. Danach mit warmem Wasser abwaschen.

☞ Gesichtsmaske aus Hefe: Ein Päckchen Hefe wird mit einem Teelöffel Zitronensaft und drei Eßlöffeln Milch verrührt. Die Masse wird auf das Gesicht aufgetragen. Man läßt sie 15 Minuten einwirken und wäscht sie dann lauwarm ab. Die Maske hat eine reinigende und straffende Wirkung.

☞ Straffende Gesichtsmaske: Ein Teelöffel Zitronensaft wird mit dem Fleisch einer halben Avocadofrucht und einem Ei zu einem Brei verrührt. Diese Masse verteilt man mit einem Pinsel gleichmäßig auf dem Gesicht und läßt sie einwirken.

☞ Als altes Hausmittel bekannt für zarte, strapazierte Haut ist eine Nährmaske, die man selbst aus zerdrückten Bananen und Quark herstellt. Nach ca. 15 Minuten mit Milch abwaschen.

☞ Eine Eigelbmaske wirkt gegen Erschlaffung der Augenpartie und gegen Augenfältchen. Etwas Eigelb mit Mandelöl anrühren. Geben Sie eine Prise Borax und ein paar Tropfen Zitronensaft dazu. Ca. 10 bis 15 Minuten einwirken lassen, dann mit warmem Wasser entfernen.

☞ *Überanstrengte und müde Haut freut sich über eine Haferflockenmaske.* Hierfür drei Eßlöffel Haferflocken, drei Eßlöffel Milch und den Saft einer halben Zitrone zu einem dicken Brei verrühren. Diesen Brei auf Gesicht und Augenlieder auftragen. Nach dem Antrocknen, was etwa 15 Minuten dauert, die Maske mit lauwarmem Wasser entfernen und die Haut bei aufgeblasenen Backen ganz leicht mit den Fingerspitzen klopfen, bis sie vollständig durchblutet ist.

☞ *Eine Honigmaske wirkt gegen Runzeln und Fältchen.* Man mischt einen Teelöffel Bienenhonig mit Eiweiß und ca. 50 Gramm Gerstenmehl. Das Eiweiß muß zu Schnee geschlagen sein. Dick auftragen und ca. 20 Minuten einwirken lassen, dann warm abwaschen.

☞ *Eine Gesichtsmaske aus leicht geschlagenem Eiweiß macht eine müde Gesichtshaut im Nu wieder straff.* Man soll diese Maske ca. 20 Minuten einwirken lassen und sich dabei entspannt hinlegen.

☞ *Maske zur Hautstraffung:* Man schlage ein Eiweiß, mische ein paar Spritzer Zitronensaft darunter, trage die Masse auf die Haut auf und lasse sie zehn Minuten einwirken. Danach wird sie mit lauwarmem Wasser abgewaschen.

☞ *Bei kleinen Fältchen hilft folgende Maske:* Ein halbes Eiweiß mit ein paar Tropfen Zitronensaft leicht schlagen und auf Gesicht und Hals auftragen. Besonders die Fältchen um die Augen werden mit der Masse bestrichen. Man ruhe zehn Minuten in Rückenlage, wasche dann die gespannte Haut kalt ab und creme sie ein. Nicht öfter als zweimal monatlich anwenden!

☞ **Faltige und schlaffe Haut** braucht eine Maske aus einem Eigelb, einem Teelöffel Olivenöl, einigen Tropfen Zitronensaft und einer Messerspitze Mandelkleie. Die Maske 15 Minuten auf Gesicht und Hals einwirken lassen, dann mit lauwarmem Wasser vorsichtig abwaschen.

☞ **Gegen fettige Haut** wird eine Maske aus Äpfeln, Orangen und Zitronen verwendet.

☞ **Bei fettiger Haut** lege man circa 100 Gramm Sauerkraut etwa 20 Minuten lang auf das Gesicht und wasche es danach ab.

☞ **Bei fettiger Haut** wird die **Haferflockenmaske** angewendet: Zwei Eßlöffel Haferflocken in vier Eßlöffeln Milch aufquellen lassen und den Brei auf das Gesicht verteilen. Nach 20 Minuten abwaschen.

☞ **Die Mais- oder Hafermehlmaske** bei fettiger Haut anwenden: Man mische zwei Eßlöffel Hafer- oder Maismehl mit einem Eiweiß und schlage die Mischung mit einem Schneebesen. Nach 15 bis 20 Minuten reibe man das Gesicht mit einem Tuch ab und wasche sich sodann.

☞ Bei fetter und unreiner Haut hilft eine Q u a r k m a s - k e . Hierfür zwei Eßlöffel Quark, einen Eßlöffel Milch, einen Teelöffel Honig und eine Messerspitze Borax verrühren. Die Masse schaumig schlagen und gut auf Gesicht und Hals verteilen. Nach 15 Minuten mit lauwarmem Wasser abwaschen und die Haut mit etwas saurer Milch abreiben.

☞ H i m b e e r b l ä t t e r legt man bei Flechten und Hautausschlag auf.

☞ Eine B a n a n e n p a c k u n g ist gut für trockene, empfindliche Haut: Zwei bis drei Bananen mit einer Gabel zerdrücken und mit einem Eßlöffel Sahne verrühren. Die Masse auf das Gesicht auftragen und ca. 15 Minuten einwirken lassen. Diese Maske nährt, glättet und belebt die Haut.

☞ Gegen t r o c k e n e und b l a s s e H a u t wirkt eine Maske aus einem Teelöffel Honig und einem Eigelb. Die Masse wird auf das gereinigte Gesicht verteilt und nach zehn Minuten mit lauwarmem Wasser abgewaschen. Die Haut ist danach rosig und fühlt sich weich an.

☞ Eine K a r o t t e n m a s k e hilft gegen trockene Haut. Ein wenig Karottensaft mit einem halben Eigelb und zwei Tropfen Öl vermischen und einreiben und dann kurze Zeit einwirken lassen.

☞ R a h m m a s k e bei trockener Haut: Ein Eigelb mit etwas süßer Sahne verrühren und auftragen. Nach zehn Minuten wieder abwaschen.

☞ *Leinsamen* wirken bei trockener Haut. Zwei Eßlöffel Leinsamen mit zwei Tassen Wasser zu Brei kochen und möglichst heiß als Maske auf das Gesicht auftragen. Nach 20 Minuten Einwirkzeit wird die Maske abgewaschen.

☞ *Frauen mit trockener Haut tragen* Sauerteig *als Maske etwa einen Zentimeter dick auf. Nach 30 Minuten wieder abwaschen.*

☞ *Bei* trockener Haut *trage man eine Maske aus einem Eidotter, einem Teelöffel Olivenöl und einigen Tropfen Zitronensaft auf und lasse sie zehn Minuten einwirken.*

Großmutters Ratschläge
für Augen und Augenpartien

☞ Krähenfüße um die Augen werden durch eine Kompresse aus rohen geriebenen Kartoffeln beseitigt, die regelmäßig eine Viertelstunde lang auf das geschlossene Auge gedrückt wird.

☞ Schöne, wache Augen erhält man durch Wattekompressen mit lauwarmer Milch. Nach zehn Minuten spüle man die Augen mit Wasser ab.

☞ Seine Sehkraft stärkt, wer viel Karotten ißt, die das für die Sehkraft wichtige Vitamin A enthalten.

☞ Durch das Waschen der Augen mit schwarzem Tee werden diese schön glänzend.

☞ Gegen übermüdete oder schmerzende Augen hilft folgendes Mittel: Zwei Baby-Beißringe (zum Beispiel aus der Apotheke) im Kühlschrank kühlen und anschließend auf die Augen legen.

☞ Ein Augen-Kräuterbad gegen akute Augenschmerzen läßt sich wie folgt zusammenstellen: Zwei Teelöffel Augentrost mit einem halben Liter kochendem Wasser aufgießen, sieben Minuten ziehen lassen und dann abgekühlt in eine Schüssel gießen. Das Gesicht etwa zehnmal in diese Schüssel tauchen, abwechselnd mit offenen und geschlossenen Augen.

☞ Augenbäder mit Borwasser oder Kamillentee helfen bei entzündeten und überanstrengten Augen.

☞ Bei schmerzenden Augen lege man Lilienblätter auf die Lider.

☞ Bei Verätzung der Augen spüle man die Augen sofort mit reichlich Wasser aus und suche den Augenarzt auf.

☞ Brennende Augen wäscht man am besten mit destilliertem Wasser aus.

☞ Bei entzündeten Augen helfen lauwarme Kompressen mit Kamillentee.

☞ Um ermüdeten Augen wieder Frische und Glanz zu verleihen, füllt man ein Gazebeutelchen mit ge- kochten Kamillen und legt es, nicht zu heiß, einige Zeit auf die geschlossenen Augen. Auch eine kleine Gymnastik tut gut, bei der man die Augäpfel bei veränderter Kopfhal- tung im Kreise bewegt, zuerst bei geöffneten und dann bei geschlossenen Augen.

☞ Auf gerötete oder geschwollene Augenlider frische, kalte Gurkenscheiben legen.

☞ Auf brennende und verblitzte Augen legt man rohe Kartoffelscheiben. Sie werden bald darauf eine deutliche Linderung verspüren.

☞ Augenbäder unter Zusatz von Heilkräutern ha- ben schmerzlindernde und entzündungshemmende Wirkung. Mit den Kräutern (Kamille, Fenchel, Aloe) einen Aufguß zubereiten und mehrfach täglich ein Augenbad in einer Augenbadewanne nehmen. Weitere Möglichkeiten sind das Auflegen von Mulläppchen oder Augendampfbäder (unter einem über den Kopf gehaltenen Tuch ausführen).

☞ Es empfiehlt sich, in der Sonne immer eine Sonnenbrille zu tragen. Wichtig ist eine Brille, bei der die Gläser einen hohen Prozentsatz des ultravioletten Lichtes abhalten. Der Schutz vor schädlichen Strahlen hilft, spätere Augenleiden zu verhindern.

☞ Auf ein Gerstenkorn, diese schmerzhafte Entzündung am Lidrand, täglich dreimal für zehn Minuten Kamillenteeumschläge so heiß wie möglich auflegen. Nach ein paar Tagen geht die Entzündung auf, und der Eiter tritt aus.

☞ In den meisten Fällen sind Augenringe auf Vitaminmangel (Vitamin B2) zurückzuführen. Reichlicher Genuß von Karotten, Milch, Zitrusfrüchten beziehungsweise Zitrussäften, Käse, Eiern und Früchten wird in diesen Fällen helfen.

☞ Fältchen an den Augenpartien behebt man durch leichtes Massieren mit Olivenöl.

☞ Seidige Augenbrauen erhält man, wenn man sie jeden Abend mit Brillantine einreibt und diese über Nacht einwirken läßt.

☞ Eine Verschönerung der Augenbrauen ist möglich, wenn man mit einem kleinen Bürstchen von innen nach außen über die Brauen fährt. Dadurch werden sie glatt, glänzend und behalten eine schöne Form.

☞ Schwache, mangelhafte Augenbrauen verstärkt man, wenn man sie täglich abends mit Lanolin nach dem Strich ausstreicht.

☞ Bei geschwollenen Augenlidern hilft folgendes: Rohe Kartoffeln reiben und auf ein Leinentuch geben. Diese Auflage auf die Augen legen, bis sie sich erwärmt hat, dann wechseln.

☞ Geschwollene Augenlider behandelt man am besten, indem man eisgekühlte Beutel mit schwarzem Tee auflegt.

☞ Bei Tränensäckchen hilft folgendes Rezept: Teebeutel zehn Minuten ziehen lassen und nach dem Abkühlen auf die Augen legen.

☞ Lange Wimpern erhält man, wenn man sie jeden Abend mit Rizinusöl bestreicht.

Großmutters Ratschläge
für Mund und Zähne

☞ *Ein Apfel vor dem Schlafengehen hilft gegen* M u n d -
g e r u c h.

☞ K n o b l a u c h g e r u c h *wird beseitigt, wenn man ein*
Glas kalte Milch trinkt.

☞ *Knoblauchgeruch wird vertrieben, wenn man frische*
P e t e r s i l i e *kaut.*

☞ Ü b e l r i e c h e n d e r   A t e m *verschwindet, wenn*
man Zinnkraut stark abkocht und damit spült.

☞ *Knoblauch-Mundgeruch wird neutralisiert, wenn*
man ein paar A n i s k ö r n e r *kaut.*

☞ *Knoblauchgeruch verschwindet, wenn man ein*
Stückchen S c h o k o l a d e *ißt.*

☞ *Um* M u n d g e r u c h *zu vermeiden, nach jeder*
Mahlzeit gründlich die Zähne putzen, nicht nur an der
Vorder-, sondern auch an der Rückseite. Anschließend
das Zahnfleisch mit einer Zitronenscheibe massieren und
mit Salbeitee gurgeln oder eine Kaffeebohne langsam und
intensiv zerkauen – das nimmt den lästigen Mundgeruch
sofort weg.

☞ *Ist das* Z a h n f l e i s c h   e n t z ü n d e t, *spült man*
mit Wasser, dem ein Spritzer Apfelessig hinzugegeben
wurde.

☞ Sobald sich erste Anzeichen einer beginnenden Zahnfleischentzündung einstellen, einen guten Schluck rohen *Heidelbeersaft* nehmen und möglichst lange im Mund behalten – das heilt die Schleimhäute.

☞ Bei *Zahnfäule* hilft ein Sud aus Zinnkraut.

☞ Wenn die Zähne locker werden, spült man mit *Löffelkrauttee.*

☞ *Weiße Zähne* bekommt man, wenn man täglich ein Salbeiblatt kaut oder sich die Zähne in Abständen mit Backpulver putzt.

☞ *Zähne putze* man nie zum Zahnfleisch hin, sondern immer in Richtung Kaufläche. Die Speisereste werden sonst nicht entfernt, sondern hineingebürstet.

☞ Man putze einmal in der Woche die Zähne mit *Kochsalz.* Das macht die Zähne besonders weiß. Außerdem wird so das Zahnfleisch gefestigt. Wichtig ist gründliches Nachspülen. Das Salz wird auf die feuchte Zahnbürste gegeben, ebenso wie alle anderen Zahnputzmittel.

☞ Die Zähne gelegentlich mit *Zitronensaft* putzen, das macht sie glänzender und weißer.

☞ Zum Zähneputzen anstelle von Zahnweiß (Pulver oder Creme) *Backpulver* oder *Soda* benützen. Dabei ist es praktisch, wenn das Backpulver aus dem Tütchen in eine leere Cremedose separat zum Zähneputzen abgefüllt wird.

☞ Zähneputzen kann man auch wirksam – falls keine Zahncreme zur Hand ist – durch das Essen eines A p f e l s.

☞ Schöne Zähne erhält man durch Zähneputzen mit warmem S a l b e i t e e. Gleichzeitig festigt der Tee das Zahnfleisch und verhindert Entzündungen in Mund und Rachen.

☞ Häufiges Apfelessen bremst den Befall der Zähne durch K a r i e s.

☞ Zerdrückt man eine E r d b e e r e und massiert damit das Zahnfleisch, wird es gefestigt, und die Zähne werden weißer.

☞ Z a h n p u t z g l ä s e r reinige man mindestens einmal in der Woche mit warmer Kochsalzlösung, damit sich der schwer zu entfernende weiße Belag gar nicht erst bilden kann.

☞ Die Z a h n b ü r s t e von Zeit zu Zeit mit Prothesenreiniger säubern: einfach hineinstellen und wirken lassen.

☞ T u b e n, die sich nicht öffnen lassen, kurze Zeit in heißes Wasser halten.

☞ *Die weißen Ablagerungen an Zahnputzgläsern entfernt man mit Essigwasser, dem man Salz zugegeben hat. Etwa eine Stunde stehen lassen, danach lassen sich die Ablagerungen leicht entfernen.*

Großmutters Ratschläge
für die Handpflege

☞ *Für die Fingernägel ist es gut, sie zweimal wöchentlich in Schmierseife zu tauchen, dadurch werden sie härter und bekommen einen natürlichen Glanz.*

☞ *Bei spröden, brüchigen Fingernägeln bade man die Hände in lauwarmem, mit Mandelkleie versetztem Wasser, trockne sie ab und creme sie mit lanolinhaltiger Hautcreme ein.*

☞ *Zu weiche Fingernägel reibt man täglich mit Zitronensaft ein.*

☞ *Brüchige Fingernägel bade man abends in heißem Eichenrindentee und reibe sie anschließend mit lanolinhaltiger Salbe ein.*

☞ *Zur Verjüngung des Organismus und Kräftigung der Fingernägel trinke man vier bis sechs Wochen lang täglich eine Tasse Brennesseltee mit einer darin gelösten Tablette Kieselerde. Die Mischung bewirkt eine allmähliche Verjüngung des Organismus sowie die Kräftigung brüchiger Nägel. Die Behandlung darf nicht unterbrochen werden, um den gewünschten Erfolg zu erzielen.*

☞ *Brüchige Nägel gewinnen ihre Elastizität zurück, wenn man morgens und abends Zitronensaft aufträgt.*

☞ *Schöne, rosige Fingernägel erhält man durch häufiges Bürsten mit Zitronensaft.*

☞ Brüchige Fingernägel werden wieder fester und brechen nicht mehr so leicht, wenn sie täglich eingefettet und für einige Minuten in warmem Olivenöl, angereichert mit Zitronensaft, gebadet werden.

☞ Bei brüchigen Fingernägeln fehlt meist das Vitamin B. Dieses ist in folgenden Lebensmitteln enthalten: Milch, Fleisch, besonders Leber, Vollkornprodukten, in Käse und Eiern.

☞ Nagelfeilen brauchen auch Pflege. Um den Staub aus den feinen Metallrillen zu entfernen, klebe man einen Pflasterstreifen auf, drücke ihn fest und reiße ihn mit einem Ruck wieder von der Reibfläche. Die Feile ist dann wieder sauber und scharf.

☞ Seifenreste in Nagelbürsten mit kaltem Essigwasser entfernen.

☞ Bei rissiger Nagelhaut hilft folgendes: Mandel- oder Olivenöl wird im Wasserbad erwärmt. Man tauche die Fingerspitzen zehn Minuten lang hinein und massiere danach das Öl gut ein.

☞ Gegen vereitertes Finger- oder Zehennagelbett wirkt folgendes Mittel: Frische Milch vom Bauern heiß machen und die entzündete Stelle darin zehn Minuten baden. Nachher eine gut zerkaute Brotrinde auflegen (der Speichel hilft zusätzlich bei der Heilung).

☞ *Die Nagelhaut wächst nicht nach, wenn man nach dem Händewaschen mit dem Handtuch über die Fingernägel reibt.*

☞ *Nach Malerarbeiten reinige man Gesicht und Hände hautschonend mit Babyöl.*

☞ *Eine kleine Menge Puderzucker, durchfeuchtet mit etwas Zitronensaft, entfernt hartnäckige Nikotin-flecken an den Händen und macht rauhe Haut wieder weich.*

☞ *Bevor man Zwiebeln, Rotkohl oder Ähnliches schneidet, fettet man sich die Hände ein wenig mit Öl ein. So nehmen sie weder Farbe noch Geruch an.*

☞ *Vor grober Schmutzarbeit krallt man die Fingernägel in Seife, dann sind sie hinterher leicht zu reinigen.*

☞ *Bei Gartenarbeiten passiert es häufig, daß sich Schmutz oder intensive Farbstoffe aus dem Gemüse in den Handrillen und unter den Fingernägeln hartnäckig festsetzen. Man kann sich davor weitgehend schützen, wenn man zum Beispiel vor dem Putzen von Rotkohl, Schwarzwurzeln oder Obst die Hände mit Zitrone einreibt. Außerdem sollte man im Badezimmer stets eine halbe Zitrone griffbereit haben und nach dem Waschen die Fingernägel einen Augenblick hineinstecken.*

☞ *Vor schmutziger Arbeit die Hände mit E s s i g einreiben. Die Poren schließen sich, und die Reinigung der Hände nach getaner Arbeit ist wesentlich leichter.*

☞ *Die Hände verfärben sich beim Rotkrautschneiden nicht, wenn man sie vorher hauchdünn mit S a l a t ö l einreibt.*

☞ *R u ß g e s c h w ä r z t e   H ä n d e werden mit Öl leicht und schnell sauber. Mit Seife nachwaschen.*

☞ *Sind die Hände vom Obst- oder Gemüseputzen fleckig geworden, kann man die Farbstoffe mit Z i t r o n e n s ä u r e oder B u t t e r m i l c h wieder entfernen.*

☞ *Mit L a c k verschmutzte Hände reinigt man am besten, indem man sie mit Nitroverdünnung wäscht. Damit der scharfe Geruch verschwindet, empfiehlt es sich, die Hände danach normal mit Seife zu waschen und dann vielleicht noch mit einer Hautcreme einzureiben.*

☞ *Schmutzige Hände kann man leicht mit einem R h a b a r b e r b l a t t reinigen, es enthält Oxalsäure.*

☞ *Ö l f a r b e an den Händen läßt sich mühelos mit Terpentinöl entfernen.*

☞ *Stark v e r s c h m u t z t e   H ä n d e und Füße reinige man mit einer Mischung aus Öl und Zucker.*

☞ *Seifenreste* lassen sich gut verwenden, wenn man sie in Wasser auflöst und zum Beispiel in einer Plastikspritzflasche als flüssige Seife zum Händewaschen gebraucht.

☞ Unangenehme Gerüche an den Händen von Knoblauch, Zwiebeln oder Fisch entfernt man, indem man die Hände mit *Kaffeesatz* abreibt.

☞ *Zwiebelgeruch* an den Händen verschwindet, wenn man die Hände mit trockenem Salz abreibt.

☞ Zwiebelgeruch an den Händen beseitigt man durch Waschen mit *Zahnpasta*.

☞ Zwiebel- oder Knoblauchgeruch an den Fingern nach Gemüseschneiden wird gemildert, wenn man die Finger in *Milch* tunkt.

☞ *Zwiebelgeruch* an den Händen läßt sich vermeiden, wenn die Zwiebeln unter fließendem Wasser geschält werden. Haftet Zwiebelgeruch an den Händen, wäscht man die Hände mit kaltem Wasser ohne Seife. Hat man Zwiebeln gegessen, so verschwindet der Mundgeruch, wenn man ein Glas Milch trinkt.

☞ *Fischgeruch* an den Händen kann man mit Zitronen- oder Tomatensaft abwaschen.

☞ *Knoblauchgeruch* an den Händen entfernt man, indem man die Hände mit Speisesalz wäscht.

☞ *Rauhe, rote Hände* cremt man nach jedem Waschen mit guter Hautcreme ein. In hartnäckigen Fällen wird ein Brei hergestellt aus drei warmen gekochten Kartoffeln mit Schale und etwas warmer Milch. Dieser Brei wird, noch warm, mit Tüchern zehn bis fünfzehn Minuten um die Hände gebunden.

☞ *Gegen rauhe Hände* gebe man einen halben Teelöffel *Zucker* auf die Handfläche und gieße etwas *Babyöl* darüber, reibe die Mischung ein paar Minuten kräftig in die Haut und wasche dann mit Seife nach.

☞ *Bei rauhen Händen oder Füßen* streiche man auf Hände beziehungsweise Füße eine dicke Schicht *Glyzerincreme*, ziehe Handschuhe beziehungsweise Socken aus Baumwolle darüber und lasse die Creme über Nacht einwirken.

☞ *Gegen spröde Hände* hilft ein wöchentliches lauwarmes Olivenölbad, ebenso gegen rissig gewordene Hände. Das Öl gut einmassieren.

☞ *Rauhe, rissige Hände* werden durch tägliches Baden in mit Wasser aufgelöster Schmierseife wieder geschmeidig.

☞ *Rissige Haut an den Händen* vermeidet man, indem man nach jedem Waschen die Hände gründlich abtrocknet. Ist die Haut bereits rissig, massiere man nach jedem Waschen eine gute Fettcreme ein.

☞ *Rauhe Hände* werden wieder zart, wenn man sie täglich mit einer Mischung aus gleichen Teilen Glyzerin, Zitronensaft und Honig einreibt.

☞ *Rauhe Hände* reibt man mit *Olivenöl* ein.

☞ *Rauhe Hände* bade man zwei- bis dreimal wöchentlich in warmer *Milch*. Die Rötungen verschwinden.

☞ *Gegen rauhe Hände* hilft Großmutters selbstzubereiteter *Balsam*: 20 Gramm Mandelöl, 30 Gramm reines Glyzerin, 50 Gramm Zitronensaft, 20 Gramm Kölnisch Wasser in eine Flasche füllen und sorgfältig durch Schütteln vermengen. Mehrmals täglich eine kleinere Menge davon in die Hände einmassieren.

☞ *Für ein Handbad* bei spröden und rissigen Händen empfiehlt sich das Zusetzen von öligen Kräuterauszügen. Bei Hautreizungen, Hautkrankheiten und Nagelbettentzündungen empfiehlt sich dagegen die Verwendung von Abkochungen, zum Beispiel Eichenrinde oder Kamille.

☞ *Aufgesprungene Hände* wasche man in Milch und reibe sie anschließend mit Glyzerincreme ein.

☞ *Bei Hautausschlag* und rauhen Händen bade man die Hautstellen beziehungsweise die Hände zehn Minuten in warmem *Kartoffelwasser* (es entsteht beim Kartoffelkochen) und trockne die Haut danach nicht ab.

☞ *Sind Hände stark angegriffen*, bade man sie öfter in warmem *Olivenöl*. Ratsam ist die Kur vor dem Zubettgehen, danach ziehe man alte Handschuhe an.

☞ So werden *rauhe Ellbogen* geschmeidig: Man vermengt Eischnee mit einem Teelöffel Bienenhonig und einem Spritzer Zitronensaft und trägt diese Masse auf die rauhen Stellen auf.

☞ *Rote, häßliche Hände* verhindert man, wenn man kein kochendes, sondern nur mäßig heißes Abwaschwasser nimmt.

☞ *Ein gequetschter Nagel* an Hand oder Fuß löst sich nicht ab, wenn er sofort in kaltes Wasser getaucht wird.

☞ *Kakteenstacheln* in den Händen entferne man mit Tesafilm. Stacheln damit überkleben und ruckartig abziehen. Die Stacheln bleiben am Tesafilm kleben.

☞ *Ein gequetschter Fingernagel* wird nicht blau, wenn er sofort unter *kaltes Wasser* gehalten wird.

☞ *Feuchte Hände* wäscht man täglich dreimal in einer Alaunlösung und reibt sie dann mit Franzbranntwein ab. In der Nacht kann man auch mit Salicylpuder eingestreute Handschuhe tragen.

☞ *Schweißige Hände badet man in starkem Sud von Eichenrinde (auf einen Liter Wasser einen gehäuften Eßlöffel). Danach mit Salicylstreupulver einreiben.*

☞ *Schweißhände in kalter Alaunlösung waschen und nach dem Abtrocknen mit Talkumpuder einreiben. Wenn ein anderes Leiden dahintersteckt, den Arzt befragen.*

Großmutters Ratschläge für die Körperpflege

☞ *Zitronen* sind bei der Hautpflege fast unentbehrlich. Sie reinigen nicht nur die Haut, sondern machen sie auch geschmeidig und weicher. Mit Zitronensaft behandelte rissige Haut heilt sehr schnell.

☞ Menschen, die an *Seifenallergie* oder -unverträglichkeit leiden, sollten sich mit geriebenen Rhabarberblättern waschen.

☞ Ein *Breiumschlag* mit Quark oder Kräutern wird folgendermaßen hergestellt: Die entsprechenden Kräuter werden mit kochendem Wasser überbrüht. Dann ziehen lassen, warten, bis sie hautwarm abgekühlt sind, in ein Tuch hüllen und auf die erkrankte Körperstelle legen. Die Packung mit einem wollenen Tuch abdecken. Die Packung so lange auf dem Körperteil liegen lassen, bis sie erkaltet ist. Bei Wunden und Entzündungen sollten nur kalte Umschläge aufgelegt werden.

☞ Bei *rauher Haut* die betroffenen Hautpartien mit Buttermilch und anschließend mit Hirschtalg einreiben. Nach wenigen Wochen ist die Haut wieder glatt und geschmeidig.

☞ Bei *Ausschlägen* Brennesseln sieden und die Haut damit abwaschen. Das heilt bösen Grind und fressende Schäden.

☞ Lästiges *Hautjucken* bei Nesselsucht wird erträglicher, wenn der Ausschlag gepudert oder mit einem in Zitronensaft oder Essigwasser getauchten Tuch betupft wird.

☞ Gegen *Hautunreinheiten* einen Aufguß aus Blättern und Blüten des Gänseblümchens bereiten und die unreinen Hautpartien damit einreiben.

☞ Bei *trockener Haut* den ganzen Körper mit kaltgepreßtem Olivenöl einreiben und sich anschließend in warmes Badewasser legen, damit das Öl gut einziehen kann.

☞ *Trockene Haut* reibt man mit sterilisiertem *Melkfett* ein. Es eignet sich auch gut als Bräunungsmittel beim Sonnenbad.

☞ *Glatte Haut* an Hals und Dekolleté bewirkt ein zweimal wöchentliches Abtupfen dieser Hautbereiche mit Milch. Man läßt sie einziehen und wäscht sie nicht ab.

☞ *Haut* wird *weich* und *zart* durch tägliches mehrfaches Waschen mit einer Lösung aus je einem Eßlöffel Glyzerin, Honig und Zitronensaft und einem Liter warmem Wasser.

☞ Ein *Wasser zur Hautpflege* kann nach folgendem Rezept selbst hergestellt werden: Man mische zu gleichen Teilen Zitronensaft, Rosenwasser und Glyzerin.

☞ *Glatte Haut* erhält man, wenn man sie mit rohen *Kartoffelstücken* abreibt.

☞ *Pigmentflecken* auf der Haut verschwinden, wenn man die Flecken mit einer Ringelblumensalbe behandelt.

☞ *Ein preiswertes und wirkungsvolles Körperpeeling ist Salz, gemischt mit Dosenmilch (so lange mischen, bis eine pastenartige Konsistenz entsteht). Körper abbrausen, rauhe Stellen, wie zum Beispiel Ellbogen, Knie und Oberarme, mit der Mischung abreiben. Zum Schluß abspülen und ein Ölbad nehmen.*

☞ *Parfümduft hält länger an, wenn vor dem Auftragen des Parfüms eine sehr dünne Vaselineschicht auf die Haut gerieben wird.*

☞ *Die Haut wird nach dem Waschen eingefettet, weil dann die Poren offen sind und die Haut das Fett besonders gut aufnimmt.*

☞ *Nach dem Waschen sind Seifenreste gründlich abzuspülen, weil sie Hautreizungen verursachen können.*

☞ *Aufgebrauchte Deoroller lassen sich noch eine Weile als Duftspender im Wäscheschrank verwenden.*

☞ *Für die Körperreinigung eines Kranken darf man nur lauwarmes Wasser verwenden.*

☞ *Nach dem Waschen eines Kranken muß das Zimmer wohltemperiert sein. Vorher den Raum nicht lüften.*

☞ *Achselschweiß wird beseitigt, wenn man die Achselhöhlen öfters mit einem Tee aus Eichenrinde wäscht.*

☞ Gegen *Nachtschweiß* hilft *Salbeitee*. Auf jeden Fall den Arzt aufsuchen, um die Ursache des Schwitzens feststellen zu lassen.

☞ *Achselschweiß* ist sehr unangenehm. Man wäscht die Achselhöhlen täglich mit heißem Wasser und Seife. Danach betupft man jede Achselhöhle mit einem in Essigwasser, Franzbranntwein oder Kölnisch Wasser getränkten Wattebausch. Nach gründlichem Abtrocknen mit Schweißpuder behandeln. Tragen Sie keine Schutzblätter aus Gummi, da diese wohl die Kleidung schützen, aber durch den Luftabschluß die Schweißbildung fördern.

☞ Unangenehmen Schweißgeruch beseitigt man durch Waschungen mit *Essigwasser*.

☞ Ein *Nußöl* als Sonnenschutzmittel stellt man wie folgt selber her: Man viertle vier grüne Walnüsse, gebe sie zusammen mit einem halben Liter Baby- oder Olivenöl in eine Glasflasche und lasse diese zwei bis drei Wochen in der Sonne stehen.

☞ *Vaselinsalbe* ist ein gutes Hautschutzmittel im Hochgebirge.

☞ Sonnenbrandsichere Hautbräunung gewährt *Zitronensaft*, wenn die der Sonne ausgesetzte Haut mit einer halbierten Zitrone abgerieben wird. Das Mittel verspricht allerdings nur dann Erfolg, wenn die Haut zuvor von allen Cremerückständen befreit wurde.

☞ *Zur Vermeidung von Sonnenbrand ist es besser, kein Fett aufzutragen, sondern die Haut vor und nach dem Sonnenbad mit E s s i g abzureiben.*

☞ *Bei Sonnenbrand Abhilfe schaffen kann man, indem man auf besonders gerötete Hautpartien mit B u t t e r - m i l c h oder kühlem K a m i l l e n t e e getränkte Watte- bäusche legt. Das Ganze mindestens eine halbe Stunde einwirken lassen.*

☞ *Bei S o n n e n b r a n d die geröteten Stellen mit einem nassen Teebeutel betupfen.*

☞ *Bei Sonnenbrand eisgekühlte B u t t e r m i l c h auf- tragen, das lindert die Schmerzen und verhindert die Hautabschuppung.*

☞ *Bei S o n n e n b r a n d die betroffenen Stellen mit ei- nem Leinsamenbrei einreiben oder in Essig getränkte Tü- cher auf die schmerzenden Stellen auflegen oder ein Lei- nentuch in schwarzen Tee tauchen und auflegen.*

☞ *Bei Sonnenbrand hilft M a g e r q u a r k : Dick auf- streichen, Prozedur jede halbe Stunde wiederholen.*

☞ *Z i t r o n e n s a f t für sonnenbrandgeschädigte Haut ersetzt der Haut verlorengegangene Vitamine und verhin- dert das Abblättern an den betroffenen Stellen. Als Sofort- maßnahme jedoch nicht geeignet.*

☞ Bei Sonnenbrand wäscht man die verbrannte Haut mit *saurer Milch* und reibt mit Lanolin nach.

☞ Sonnenbrand lindert man, indem man steifgeschlagenes *Eiweiß* aufträgt, eintrocknen läßt und behutsam mit lauwarmem Kamillentee abwäscht.

☞ Gegen Sonnenbrand wirkt kühlend und lindernd das Auftragen von *Joghurt*. So verhindert man, daß eventuell auftretende Brandblasen aufplatzen.

☞ Bei Sonnenbrand hilft eine kalte Dusche und das anschließende Einreiben mit *Ringelblumensalbe*.

☞ Bei Sonnenbrand hilft in leichten Fällen *Aloesaft*.

Großmutters Ratschläge gegen Insektenstiche, Warzen und Entzündungen

☞ Vor *Mückenstichen* schützt man sich, indem man unbekleidete Körperteile mit einem Gemisch aus acht Teilen Eau de Cologne (Kölnisch Wasser) und zwei Teilen alkoholverdünntem Nelkenöl einreibt.

☞ Zur Vorbeugung gegen Mücken- und Schnakenstiche reibt man sich mit einer Mischung aus *Nelkenöl* und *Salmiak* ein.

☞ Salmiakgeist verringert die Infektionsgefahr bei *Insektenstichen* und lindert Schmerzen und Schwellungen.

☞ Zur Linderung des Juckreizes und zum Abschwellen bei Mückenstichen 90prozentigen *Alkohol* und *Lavendelöl*, zu gleichen Teilen gemischt, auftragen.

☞ Bei Insektenstichen mit Juckreiz und Geschwulst am besten kalten *Quark* auflegen.

☞ Insektenstiche betupft man zur Linderung des Schmerzes und des Juckreizes mit *essigsaurer Tonerde*.

☞ Insektenstiche betupfe man mit der Scheibe einer *rohen Kartoffel*.

☞ Juckende Mückenstiche bestreicht man mit *Zitronensaft* oder verdünntem Salmiakgeist. Das lästige Jucken hört auf, und die Gefahr des unwillkürlichen Aufkratzens ist gebannt.

☞ *Ein aufgelegter Salzbrei lindert bei Bienen- und Insektenstichen den Schmerz und verhindert eine Schwellung.*

☞ *Wird man beim Spaziergang von Insekten gestochen, Spitzwegerichblätter zerkauen und auf die betroffene Stelle streichen.*

☞ *Behandeln Sie Insektenstiche mit einem Umschlag aus Stärkemehl oder Natron, jeweils gemischt mit Essig, frischem Zitronensaft oder Hamamelis (gibt's in der Apotheke). Nasse Kernseife, auf die Stiche gerieben, lindert den Juckreiz.*

☞ *Bei Insektenstichen hilft das Auftragen von Zwiebel- oder Spitzwegerichbrei .*

☞ *Bei Insektenstichen entferne man den Stachel nahe der Haut mit einer Pinzette und betupfe die Stelle mit zerriebenen Efeublättern.*

☞ *Bei Insektenstichen breche man ein Blatt einer Aloe-Zierpflanze dicht am Stiel ab und drücke den klaren Saft auf den Stich.*

☞ *Bei Bienenstichen hilft Kalzium.*

☞ *Wespen- oder Bienenstiche reibt man mit Essigwasser ab.*

☞ Bei Bienenstichen die Stelle befeuchten und eine Prise Z u c k e r daraufstreuen – das zieht das Gift heraus.

☞ Insektenstiche von H o r n i s s e n , B i e n e n und W e s p e n sind außerordentlich schmerzhaft. Zunächst den Stachel mit einer in Alkohol getauchten Pinzette entfernen. Die Einstichstelle zur Schmerzlinderung mit Salmiakgeist, Alkohol oder Zwiebelsaft betupfen. Ist die Stelle bereits angeschwollen, macht man Umschläge mit essigsaurer Tonerde. Bei Insektenstichen im Mund- und Halsbereich hingegen sofort ärztliche Hilfe in Anspruch nehmen.

☞ Bienen- und Wespenstiche mit einer Z w i e b e l oder einer K n o b l a u c h z e h e einreiben. Der Schmerz läßt nach, und die Schwellung bleibt aus.

☞ W a r z e n verschwinden durch regelmäßiges Bestreichen mit dem Saft des Schollkrautes oder mit Löwenzahnmilch.

☞ Warzen werden mit Z i t r o n e n s a f t entfernt.

☞ Warzen und L e b e r f l e c k e sollte man jeden Tag mit Weizenkeimöl bestreichen.

☞ Bei Warzen und H ü h n e r a u g e n morgens und abends je ein frisches Scheibchen von einer Knoblauchzehe auflegen.

☞ *Ananas* hilft, äußerlich angewandt, bei Warzen und Hautproblemen.

☞ Gegen Warzen hilft folgendes Rezept: Eine geschälte *Zwiebel* schneide man in Scheiben, lege sie in ein fest verschließbares Gefäß und gebe etwas Salz darauf. Sobald sich etwas Saft gebildet hat, betupfe man damit die Warze.

☞ *Warzen* belege man Tag für Tag mit einer frischen Zwiebelscheibe, die mit Heftpflaster befestigt wird. Nach ca. sechs Wochen ist die Warze verschwunden.

☞ Warzen verschwinden, wenn sie oft und längere Zeit mit dem Schleim schwarzer *Schnecken* betupft werden.

☞ Bei *Entzündungen*, besonders bei hartnäckigen, eitrigen Fällen, hilft Ringelblumensalbe.

☞ *Käsepappeltee* hat eine entzündungshemmende Wirkung.

☞ Bei Entzündungen an Händen oder Füßen die betroffenen Stellen in *Kernseife* baden.

☞ *Honig* kann bei leichten Verbrennungen und Sonnenbrand aufgetragen werden sowie bei Schürfwunden, Geschwüren und Furunkeln. Er bekämpft Bakterien und fördert die Wundheilung, gleichzeitig bildet er einen sterilen Schutzfilm und kühlt.

☞ *Bei eitrigen Wunden* löst ein Pflaster mit etwas Schweineschmalz den Eiter.

☞ *Bei Entzündungen* aller Art helfen Umschläge mit Quark.

☞ *Man mischt feingehackte Zwiebeln und gut durchgekautes Vollkornbrot und legt den Brei auf die eitrigen Stellen. Dann mit Binde oder Pflaster verbinden.*

☞ *Bei eitriger Hautentzündung bestreiche man die Stelle mit Magerquark. Nachdem der Quark trocken geworden ist, bindet man ein Tuch darüber.*

☞ *Eitrige Stellen mit Kamillentee abwaschen.*

☞ *Ein Eiterherd wird durch Kamillendampfbäder zum Aufgehen gebracht.*

☞ *Aufgesprungene Hautstellen beklebt man mit dem Häutchen aus der Eierschale.*

☞ *Furunkel betupft man wiederholt mit Salzwasserlösung, die Spannung läßt nach, und das Geschwür heilt ab.*

☞ *Bei Entzündungen und schlecht heilenden Wunden hilft geschlagener Wegerich oder frischer Grünkohl.*

☞ *Johanniskrautöl* hilft bei Entzündungen und kann auch bei Tieren angewendet werden. Die Blüten des Johanniskrautes werden in kaltgepreßtem Öl angesetzt und bleiben einige Zeit stehen, bevor sie durch ein Tuch abgegossen werden und das Öl verwendet werden kann.

☞ Bei Quetschungen, Blutergüssen und Ekzemen empfiehlt die Großmutter das Auflegen von *Kräuterbrei-Umschlägen*.

☞ Offene, schlecht heilende Wunden mit echtem, reinem *Bienenhonig* bestreichen. Die Wirkung ist erstaunlich.

☞ *Offene Wunden* behandelt man mit einer speziellen Wundsalbe, die man wie folgt selbst herstellt: Man schmilzt eine Tasse gutes Schweinefett, gibt eine Handvoll frische Gänseblümchen dazu, dämpft die Pflanzenbestandteile, wie man normalerweise Zwiebeln dämpft, seiht ab, drückt die Pflanzenrückstände gut aus und rührt die Salbe, bis sie fest wird. Dann verschlossen im Kühlschrank aufbewahren.

☞ Bei Schnittwunden und Verbrennungen wirkt *Eiweiß* als gutes Hausmittel, indem es sofort den Schmerz lindert und die Hautbildung anregt.

☞ Bei Wunden, Schnitten, Verbrennungen hilft folgendes: Das feine Häutchen zwischen den einzelnen *Zwiebelschichten* stellt einen antiseptischen Verband dar.

Man bedecke damit die Verletzung und lege darüber einen Gazeverband an.

☞ Bei Verbrennungen der Haut lasse man sofort eiskaltes Wasser mehrere Minuten lang über die verbrannte Stelle laufen und mache danach einen Wickel mit Johanniskrautöl oder lege rohe Kartoffelscheiben, Kohlblätter oder Efeublätter auf. Auch Ringelblumensalbe leistet gute Dienste.

☞ Bei Verbrennungen mache man einen Verband mit Leinöl, Vaseline oder Borsalbe. Brandblasen niemals aufstechen!

☞ Kleine Brandwunden mit Fett einreiben und rohe Kartoffelscheiben auflegen.

☞ Auf Brandwunden gibt man einen Brei aus Natron und Wasser, das verschafft schnell Linderung.

☞ Wenn man sich verbrannt hat, mindestens eine Viertelstunde lang kaltes Wasser über die verbrannte Haut fließen lassen.

☞ Narben sind nicht mehr so deutlich sichtbar, wenn man sie öfter mit Bimsstein abreibt.

☞ Alte Narben verschwinden durch tägliches Bestreichen mit Schwedenbitter.

☞ *Frostbeulen* verschwinden, wenn man über Nacht die kranken Stellen mit Hasenfett bestreicht. Dies ist ein schnell helfendes und vorzügliches Mittel.

☞ *Frosteinwirkungen an Händen und Füßen* werden durch *Wechselbäder* behoben.

☞ Frostbeulen verschwinden, wenn man eine Handvoll *Rottannenzweige* zehn Minuten lang im Wasser siedet, in dem man nachher die betroffenen Glieder badet. Dies sollte man einige Male in kurzen Abständen wiederholen, und die Frostbeulen verschwinden für immer.

Großmutters Ratschläge
für entspannende
und heilende Bäder

☞ *Ein Kräuterbad vereinigt folgende vier Haupt-punkte in einem: Körperpflege, Reinigung, Entspannung und Gesundheit.*

☞ *Für die Reinigung ist ein aromatisches Kräuter-bad eine ideale Methode. Mit Kräutern kann man die Pflege der Haut unterstützen und gleichzeitig etwas für die Gesundheit des Körpers tun. Wenn vom Arzt nicht an-ders angeraten, sollte ein Kräuterbad grundsätzlich die Temperatur der Körperwärme haben. Für die selbst her-zustellenden Badezusätze sollten nicht zu große Mengen eingekauft werden, da nach einiger Zeit die Wirkung der zubereiteten Kräuter nachzulassen beginnt. Kräuter soll-ten nicht älter als ein Jahr sein.*

☞ *Die Bestände müssen in luftdicht schließenden Glä-sern aufbewahrt werden. Wenn die Gläser durch-sichtig sind, werden sie gleichzeitig zu einer reizvollen De-koration für das Badezimmer.*

☞ *Für ein Bad müssen Sie sich Zeit nehmen, sonst er-zielen sie nicht die gewünschte Wirkung. Ein Körperpfle-ge-, Schönheits- oder Gesundheitsbad sollte 15 Minuten dauern. Nach dem Bad empfiehlt es sich, nicht gleich Kleider anzuziehen, sondern eine kleine Bettruhe von 20 Minuten zu halten. In dieser Ruhezeit können die Wirk-stoffe leichter an die Organe gelangen durch die erhöhte Hautaktivität und angeregte Durchblutung.*

☞ *Kräuterbäder sind eine ideale Möglichkeit, et-was für die Körperpflege und die Seele zu tun. Durch Ver-*

wendung natürlicher Substanzen ist die Anwendung fast unbedenklich. Allerdings muß darauf hingewiesen werden, daß Kräuter den Kreislauf sehr stark anregen. Deshalb sollten Menschen mit Kreislauf- oder Herzbeschwerden nur nach Beratung mit dem Arzt ein Kräuterbad nehmen.

☞ Mit wohlduftenden Kräutern wird das Badezimmer zur romantischen und erholsamen Oase. Sicherlich wäre es besonders reizvoll, duftende Blätter und Kräuter direkt in das Wasser zu streuen, aber praktisch ist das nicht, da die Pflanzenteile nach dem Baden am Körper kleben.

☞ Es gibt verschiedene Möglichkeiten zur Herstellung und Vorbereitung der Kräuter als Badezusätze: Eine einfache Möglichkeit ist es, die Kräuter in ein Tee-Ei zu geben und das Ei in das Badewasser zu legen.

☞ Eine Variante zur Zubereitung eines Kräuterbades ist die Benutzung eines wiederverwendbaren Beutels aus Musselinstücken. Ein solcher Beutel wird aus circa zehn und acht Zentimeter großen Musselinstücken zusammengenäht und mit einer Zugschnur versehen. Diese Schlinge wird um den Heißwasserhahn gebunden. Der Beutel sollte auch während des Badens im Wasser hängen. Diesen Beutel kann man dann auch dazu benutzen, um den Körper zu schrubben. Dazu muß den Kräutern etwas feine Weizenkleie beigemischt werden. Den Körper am Ende der Badezeit schrubben. Wenn der Kräuterbeutel nach dem Bad gut getrocknet wird, kann er so lange wiederverwendet werden, bis der Duft verschwunden ist.

☞ Eine andere Möglichkeit zur Nutzung der Kräuter ist ein A u f g u ß , der dem Badewasser zugefügt wird. Dazu eine gehäufte Handvoll frische Kräuter mit einem halben Liter kochendem Wasser übergießen, 15 Minuten ziehen lassen, absieben, und fertig ist der Badezusatz. Einige Aufgüsse werden etwas anders hergestellt. Das ist bei den jeweiligen Kräutern extra beschrieben.

☞ Was gibt es Herrlicheres zum E n t s p a n n e n als ein Kräuterbad nach alten überlieferten Rezepten! Dazu empfiehlt sich ein Aufguß aus folgender Mischung: Kamille, Lalumuswurzel und Pfefferminze. Diesen Aufguß dem Badewasser beimischen und 20 Minuten im Wasser entspannt liegen bleiben – Streß ade!

☞ A c k e r s c h a c h t e l h a l m als Badezusatz: In heißem Wasser 100 Gramm des Ackerschachtelhalmkrauts längere Zeit ziehen lassen (nicht kochen) und den durchgesiebten Absud dem Badewasser zusetzen. Warme Schachtelhalmbäder helfen bei Bindegewebsschwäche, Durchblutungsstörungen, schlecht heilenden Wunden, Ekzemen und Frostschäden.

☞ Den Absud von gekochten A l o e b l ä t t e r n in das Bad schütten – das hilft bei tiefsitzenden Geschwüren.

☞ Ein A r n i k a b a d hilft bei Verletzungen, Prellungen, Blutergüssen, Quetschungen, ist kreislaufanregend (deshalb mit Vorsicht verwenden) und gibt ein frisches Aussehen. Für ein Vollbad benötigt man drei Eßlöffel Arnikaessenz.

☞ *Die Wirkstoffe des B a l d r i a n beruhigen und wirken krampflösend. Dieses Bad hilft bei Einschlafschwierigkeiten, Überreiztheit oder Streß. Auf ein Vollbad gibt man drei Eßlöffel Baldriantinktur oder man läßt acht bis zwölf Eßlöffel Baldrianwurzel in drei Liter kochendheißem Wasser ziehen und gibt dieses dann in das Badewasser. Seine nervenberuhigende Wirkung macht dieses Bad auch zu einer Hilfe bei nervöser Haut.*

☞ *Man gibt eineinhalb Liter B u t t e r m i l c h in die Badewanne und läßt dann Wasser zulaufen, zunächst kalt und dann mit ansteigender Temperatur (wird gleich heißes Wasser zugegeben, wird die Milch flockig). Das Buttermilchbad ist ein gutes Heilmittel bei Hautunreinheiten und Ekzemen.*

☞ *Ein Bad mit C a l e n d u l a wirkt wohltuend auf trokkene und spröde Haut. Den Calendula-Auszug sollten Sie fertig im Fachhandel kaufen.*

☞ *Sitzbäder mit E i c h e n r i n d e haben sich bei Hämorrhoiden bewährt. Für ein Vollbad ein Kilo Eichenrinde etwa 15 Minuten in einigen Litern Wasser aufkochen und dann den Absud dem Badewasser beifügen. Ein Eichenrindebad hilft auch bei Hauterkrankungen, schlecht heilenden Wunden, empfindlicher Haut und Neigung zu starkem Schwitzen.*

☞ *E s s i g b ä d e r sind gut bei großporiger Haut. Man nehme einen halben Liter Essig für ein Vollbad.*

☞ Als Badezusatz verwendet, löst E u k a l y p t u s den Schleim, öffnet die Atmungsorgane und nimmt den Hustenreiz. Deshalb ist dieses Bad bei Erkältungskrankheiten besonders angebracht.

☞ Mit 100 Gramm F e n c h e l k r ä u t e r n einen Aufguß herstellen. Mit diesem Zusatz zum Bad werden Hautrötungen gelindert und wird eine entspannende Wirkung erzielt.

☞ F i c h t e n n a d e l b a d nach Art der Großmutter: Ein Kilo Fichtennadelzweige in Wasser abkochen und in das Vollbad abseihen. Das Fichtennadelbad eignet sich als Abendbad. Dieses Bad wirkt entspannend, beruhigend und erfrischend. Es hat eine anregende Wirkung auf die Schleimabsonderung der Lungenschleimhäute.

☞ Eine Handvoll G u n d e l r e b e mit kochendem Wasser übergießen und etwas abstehen lassen. Das Badewasser sollte lauwarm sein. Gundelrebe hilft bei Gicht und Lendenschmerzen.

☞ Vollbäder mit H a f e r s t r o h helfen bei Gicht, Rheuma, Hexenschuß, Leber- und Nierenleiden. Etwa drei Eßlöffel zerkleinertes Haferstroh in einen Topf mit kaltem Wasser geben, kurz aufkochen lassen und abseihen oder über Nacht kalt ansetzen. Den Sud in das Badewasser geben.

☞ Das Haferstroh muß gehäckselt sein. Etwa ein Kilo H ä c k s e l 30 Minuten kochen lassen. Diese Menge reicht für ein Vollbad. Infolge des reichen Kieselsäuregehaltes ist Haferstroh sehr zu empfehlen bei Nieren- und Blasenleiden.

☞ *Ein Heublumenbad hilft gegen R h e u m a t i s m u s. In zwei Litern Wasser werden 500 Gramm Heublumen abgekocht. Der Sud wird durch ein Sieb gegossen und dem Badewasser zugesetzt. Für ein Vollbad die doppelte Menge nehmen.*

☞ *Ein Badezusatz aus dem Gemisch von Blüten, Blütenstaub, Samen und kleinen Blattresten der H e u b l u m e n hilft bei Entzündungen, regt den Kreislauf an und wirkt schweißtreibend. Hilfe bringt es auch bei Rheuma und Gichtbeschwerden.*

☞ *Gibt man zwei Liter M i l c h und eine Tasse B i e n e n h o n i g ins Badewasser, wird besonders trockene Haut zart und weich.*

☞ *Für das K a m i l l e n b a d muß ein Absud hergestellt werden: 500 Gramm Kamille in fünf Litern Wasser aufkochen und zehn Minuten ziehen lassen. Ein Kamillenbad wirkt krampflösend und beruhigend, hilft bei Frauenleiden und Entzündungen.*

☞ *Etwa ein bis zwei Kilo K i e f e r n s p r o s s e n in fünf Litern Wasser kurz aufkochen, ziehen lassen, abseihen und dem heißen Badewasser zusetzen. Ein ideales Bad bei Schlaflosigkeit, Erkältungskrankheiten und Rheumatis-*

mus. Im Volksmund werden Kiefernsprossen auch Latschenkiefern genannt.

☞ *Kräuterbäder* für verschiedene Zwecke: Aus 250 Gramm bereitet man einen starken Tee und setzt diesen dem Badewasser zu. Kamille löst Krämpfe und hemmt Entzündungen. Rosmarin regt Herz und Kreislauf an und mildert Runzeln. Schafgarbe fördert den Kreislauf. Heublume hilft gegen schlaffe Haut und wirkt schmerzlindernd bei Rheumatismus. Pfefferminzkraut erfrischt. Salbei hilft bei großen Poren. Lavendel beruhigt die Nerven.

☞ Eine Handvoll *Lavendel* aufbrühen und den Sud ca. 15 Minuten ziehen lassen. Dann durch ein Sieb geben und in das Badewasser füllen. Ein solches Kräuterbad ist ein gutes Beruhigungsmittel.

☞ Für ein Vollbad werden 75 bis 100 Gramm *Lindenblüten* benötigt. Die Menge in kaltes Wasser rühren und bis zum Sieden erhitzen. Ungefähr 15 Minuten ziehen lassen, abseihen und dem Badewasser zusetzen. Ein Lindenblütenbad stärkt bei Abgespanntheit und ist reizlindernd bei Nervösität und Streß.

☞ *Mandelöl* ist ein altbekanntes Mittel für die Behandlung der Haut. Dieser Extrakt dem Vollbad beigegeben erfreut die Haut. Ferner wirkt ein solches Bad beruhigend auf die Verdauungsorgane.

☞ *Eine Wohltat im Sommer ist ein erfrischendes Pfefferminzbad. Entweder benutzen Sie dazu frische Pfefferminze oder Teebeutel. Einfach fünf Teebeutel in das heiße Badewasser hängen.*

☞ *In fünf Litern Wasser 1,5 Kilo Roßkastanien 30 Minuten kochen. Den Absud zu Brei verrühren und dem Badewasser beigeben. Das hilft gegen Rheumatismus und Stoffwechselstörungen.*

☞ *In drei Liter kochendes Wasser 100 Gramm Rosmarinblätter geben und bedeckt ziehen lassen. Den Aufguß dem Badewasser zufügen. Dieses Kräuterbad ist anregend und nervenberuhigend. Es hilft dem streßgeplagten Menschen und wirkt hohem Blutdruck entgegen. Es empfiehlt sich auch für Frauen in den Wechseljahren. Das Rosmarinöl ist ein gutes Mittel, um die Hautregeneration zu unterstützen.*

☞ *Nach großen Anstrengungen wirkt ein heißes Bad, in dem zwei Kilo Speisesalz aufgelöst wurden, stärkend. Nach dem Bad gehe man gleich ins Bett und schwitze. Dadurch wird der Körper entschlackt und von Harnsäure befreit.*

☞ *Ein Schmierseifebad ist gut für die Schönheit. Etwas heißes Wasser in die Badewanne laufen lassen und darin ein Pfund Schmierseife schaumig rühren. Dann den Rest des Badewassers einlaufen lassen.*

☞ *Weizenkleie* wirkt gegen Hautunreinheiten. Eine Handvoll Weizenkleie in einen Leinenbeutel geben und ihn beim Einfüllen unter den Warmwasserhahn der Badewanne hängen. Nach 15 Minuten beende man dieses Bad und trockne sich nicht ab.

☞ *Als Unkraut von vielen Gärtnern verachtet, wußten unsere Großmütter um die heilende Wirkung des Zinnkrauts.* Zinnkrautbäder sind als Heilmittel bei folgenden Krankheiten erprobt: Blasen- und Nierenreizungen, Stoffwechselstörungen und Hautkrankheiten.

☞ *Ein Zitronenbad beruhigt die Nerven.* Für ein Bad schneide man sechs Zitronen mit der Schale in Scheiben und lege sie einige Stunden in kaltes Wasser. Dann gieße man die Zitronenlauge durch ein Sieb ins Badewasser.

☞ *Nervenberuhigend wirkt ein Essigbad.* Nehmen sie für ein Bad eine Tasse Essig.

☞ *Nervenberuhigende Schaumbäder fördern den Kreislauf und damit das Wohlbehagen, was der Schönheit sehr zugute kommt.*

☞ *Ein besonderes Beruhigungsmittel ist ein Kräuterbad aus Lavendelblüten.* Brühen Sie eine Handvoll Lavendel auf, lassen Sie dann den Sud ca. 15 Minuten ziehen, gießen ihn durch ein Sieb und geben diesen Tee ins Badewasser.

☞ *Ein Bad zur* **Stärkung** *und* **Verjüngung**: *Folgende Extrakte mit 500 Gramm 60prozentigem Alkohol vermischen: 50 Gramm Hamamelis, 50 Gramm Roßkastanie, 100 Gramm Walnußblätter und 100 Gramm Fichtensprossen. Von dieser Mischung ungefähr 125 Gramm in ein Vollbad mischen. Die Temperatur des Wassers sollte 37 Grad betragen. Jüngere Personen baden 15 Minuten, ältere Menschen sollten dieses Bad nur für zehn Minuten genießen.*

☞ *Wenn man sehr erschöpft ist, gebe man dem Badewasser ein paar Beutel* **Pfefferminztee** *hinzu. Man ist sehr schnell wieder frisch.*

☞ **Kräuterbäder**: *Man mischt Melisse, Arnika, Fenchel, Pfefferminze und Rosmarin. Diese Mischung geben Sie in ein Säckchen, das Sie ins Badewasser legen. Das gibt eine wunderbar anregende Wirkung. Nicht nachduschen.*

☞ *In einen Musselinbeutel drei bis vier Eßlöffel* **Trockenmilch** *geben (sie darf nicht entrahmt sein) und 100 Gramm frische Holunder- oder Lindenblüten. Dieses Bad ist eine Wohltat und Pflege für die Haut.*

☞ *Glatte Haut bekommt man durch ein* **Kleiebad**. *Ein Leinensäckchen mit Weizenkleie füllen und unter den geöffneten Heißwasserhahn hängen, während das Wasser in die Wanne läuft. Für ein Vollbad werden ungefähr 125 Gramm Weizenkleie benötigt.*

☞ *Schlaffe Haut* zunächst mit Salz abreiben und dann ein Bad nehmen.

☞ *Hautrötungen* lindert man mit einem *Fenchelaufguß* (100 Gramm Kräuter verwenden) als Zusatz zum Bad. Das wirkt außerdem entspannend.

☞ Das Badewasser wird sehr weich, wenn man eine halbe Tasse *Backpulver* hinzugibt.

☞ Folgenden Badezusatz können Sie selbst machen: Setzen Sie die Schalen von ungespritzten *Zitronen* in einem Glas mit *Olivenöl* und ein wenig Wasser an. Einige Tropfen davon gibt man ins Badewasser – die Haut wird wunderbar zart.

☞ Das Badewasser läuft leise in die Badewanne, wenn man einen *Perlonstrumpf* über den Wasserhahn zieht. So stört ein abendliches Bad nicht die Nachbarn.

☞ *Naturschwämme* reinige man, indem man sie nach jedem Gebrauch gründlich mit klarem kaltem Wasser ausspült und einmal wöchentlich 24 Stunden lang in Salzwasser legt (125 Gramm Salz auf einen Liter Wasser). Anschließend in klarem kaltem Wasser nachspülen und an der Luft trocknen lassen.

☞ Schmierige *Gummischwämme* lege man einige Stunden in Essig und koche sie kurz in Salzwasser aus. Gut nachspülen.

☞ *Die Bademütze* wird ganz wasserdicht, wenn man ihren Rand mit Fettcreme einreibt.

☞ *Zuviel Schaum*, entstanden durch zuviel Spülmittel oder Badezusatz, kann man mit Seife verringern.

☞ *Nicht zu häufig heiß baden!* Bäder mit einer Temperatur von mehr als 36 Grad dürfen nicht zu häufig genommen werden. Die Hitze dehnt die Blutgefäße zu sehr aus. Ein Normalbad hat 33 bis 36 Grad. Am meisten zu empfehlen sind Bäder von 35 Grad Celsius.

☞ *Zu starke Ausdünstung* beseitigt man, indem man sich regelmäßig in Kräuterbädern badet (zum Beispiel Rosmarin, Zitronenmelisse).

☞ *Nach dem Bad* streife man das Wasser mit der Hand von der Haut, damit das Handtuch nicht so naß wird.

☞ *Je nach der persönlichen Vorliebe* für bestimmte Düfte können Sie sich ihr persönliches *Badeöl* selbst herstellen. Verwöhnen Sie sich mit diesen duftenden Kostbarkeiten wie zu Großmutters Zeiten. Zum Herstellen ihres ganz persönlichen Badeöles eignen sich: Rosenblätter, Veilchen, Jasminblüten, feingestoßene Zitronenschalen, Lavendelblüten, zerstoßene Nelken, Heublumen usw.

☞ *Und so hat Großmutter* das natürlich duftende *Badeöl hergestellt:* Reichlich Blüten mit frischem Olivenöl übergießen (in einem verschließbaren Glas). Alles gut vermischen und das Gefäß dann an einem dunklen Ort einige Wochen stehen lassen. Fertig ist das Badeöl. Mit diesem fertigen Öl reiben Sie sich von Kopf bis Fuß ein, bevor sie in das vorbereitete Badewasser steigen, und so holen Sie sich im tiefsten Winter den Duft des Frühlings und des Sommers in ihr Badezimmer.

☞ Das wöchentliche Saunabad ist ein hervorragendes Mittel, den Körper zu stärken und zu reinigen, und gibt auch der Seele Auftrieb. Die Sauna ist ein Gesundheits- und Entschlackungsbad, sie wirkt jedoch nicht entfettend. Die körperliche und seelische Leistungsfähigkeit werden gesteigert. Die Sauna wirkt bei Grippe, Kreislaufstörungen, Rheuma, Stoffwechselkrankheiten, Drüsen-, Nerven- und Frauenleiden heilend.

☞ Schon uralt und überliefert sind Wasser-Kuren mit Güssen und dem Wassertreten. Unsere Großmütter haben so natürliche Pflege des Körpers betrieben und Krankheiten verhindert oder sogar beseitigt. Sicherlich wußten sie in früherer Zeit manchmal gar nicht, warum die Güsse und das Wassertreten diese pflegende, erfrischende oder gar heilende Wirkung hatten. Aber durch Ausprobieren und die Kenntnis früherer Generationen waren diese Wirkungen bekannt. Heute wissen wir, daß die Großmütter hier tatsächlich auf Wichtiges gestoßen waren.

☞ Dabei sind folgende grundsätzliche Gegebenheiten zu beachten: Es geht darum, die eigene körperliche

Widerstandskraft anzuregen und zu stärken, um mit Haut- und anderen Körperpflegeproblemen oder Krankheiten fertigzuwerden. Ein weiterer wichtiger Punkt ist es, den Körper nicht anfällig werden zu lassen für neuerliche Probleme.

☞ *Ein geeignetes Mittel fanden unsere Vorfahren hierzu ganz einfach in* kaltem Wasser. *Unser Haarnetzgefäßsystem in der Haut besitzt die Fähigkeit, etwa ein Drittel der Blutmenge unseres Körpers aufzunehmen und wieder abzugeben. Je nachdem, wie die Kaltwasseranwendungen vorgenommen werden, verengen oder erweitern sich die Hautgefäße. Damit wird der ganze Blutkreislauf verändert. Auch entsteht dadurch die aktivierende und anregende Wirkung der Anwendungen. Gezielt eingesetztes Wasser übt durch sein spezifisches Gewicht Druck auf das Unterhautgewebe (und sogar auf die Organe) aus, was zu einer besseren Durchblutung führt. Das ist wichtig für eine gesunde, bleibende Körperpflege und leitet außerdem Heilungsprozesse ein. Kaltes Wasser erhöht die Wärmebildung im Organismus, und wo immer das kalte Wasser auftritt, wird durch erhöhten Blutzufluß Wärme erzeugt.*

☞ *Das* Wassertreten *sorgt für eine kräftige Durchblutungssteigerung und eine allgemeine körperliche Abhärtung, was zur Basis einer kompletten Körperpflege gehören sollte.*

☞ *Dieses Wassertreten kann man sehr leicht im häuslichen Badezimmer durchführen. Dazu die* Badewanne mit kaltem Wasser füllen. Die Wasserhöhe sollte bis zur Wadenmitte reichen. Steigen Sie in die Wanne, und gehen Sie im sogenannten Storchenschritt auf und ab. Wichtig ist, daß Sie beim Storchenschritt jeweils ein Bein so hochheben, daß unter der Fußsohle die Luft hindurchstreichen kann. Dadurch wird mehr Blut an die Fußsohlen geführt. Es wird ein natürliches Gefäßtraining erreicht durch das natürliche Zusammenwirken der hydrostatischen Wirkung des Wassers und Kältereizes einerseits und dem Kontakt des nassen Fußes mit der Luft andererseits. Diese Art des Wassertretens ist eine gesunde Körperpflege, denn sie regt den Kreislauf an, hilft bei Durchblutungsstörungen der Beine, ist ein gutes Einschlafmittel für den tiefen Schönheitsschlaf und bessert Erkrankungen, die auf Durchblutungsstörungen zurückzuführen sind.

☞ Wassertreten ist auch deshalb gut für die Körperpflege, weil es allgemein kräftigend ist. Die Z e i t d a u e r kann langsam gesteigert werden, von einer Minute bis zu fünf Minuten. Nach diesen Zeiten aus der Wanne steigen, über die nassen Füße Wollsocken anziehen und so lange umhergehen, bis sich ein warmes, wohliges Gefühl in den Füßen einstellt.

☞ Die k a l t e   D u s c h e ist gut zur Abhärtung des Körpers, denn diese Abhärtung ist eine gute Basis für einen gesunden Körper und dient der Vorbeugung gegen Krankheiten. Dazu preiswert und einfach durchzuführen.

☞ Dabei ist die Wirkungsweise von Großmutters A b h ä r t u n g s k u r so einfach wie bestechend. Durch die wechselnden Temperaturreize bereitet man den Körper auf eventuelle Abkühlungen vor. Wenn dann bei Unterkühlung Viren eine Schwachstelle des Körpers befallen, wird der Organismus mehr Blut mit Gegenstoffen zu dieser Stelle leiten. Diese Gegenstoffe töten die Gesundheitskiller, bevor sie großen Schaden anrichten können.

☞ Folgende Regeln und Vorgehensweisen empfiehlt die Großmutter für die körper- und gesundheitspflegende Abhärtungskur: Zunächst ausgiebig warm duschen oder baden, denn der Kälteschock dient nur dann dem Zweck des Gefäßtrainings, wenn das kalte Wasser auf warme Haut trifft. Das Badezimmer muß angenehm temperiert sein. Wichtig ist, daß die Abhärtungskur in gesundem Zustand durchgeführt wird. Wenn Sie bereits Entzündungen oder Infektionen haben, wird die Abhärtungskur nutzlos und sogar gefährlich. Die Abhärtungskur sollte eine regelmäßige Maßnahme sein, denn nur so kann der Körper genügend Widerstandskraft aufbauen. Es nützt übrigens nichts mehr, wenn man minutenlang unter der kalten Dusche ausharrt. Der Morgen ist die beste Tageszeit für die Abhärtungsdusche.

☞ Führen Sie den Strahl aus dem Duschschlauch vom rechten Fuß über Unter- und Oberschenkel bis zur Hüfte und zum Gesäß und dann von der rechten Hand über den Arm bis zur Brust. Diesen Vorgang dann auf der linken Körperseite wiederholen. Anschließend mit einem rauhen Frotteehandtuch fest abtrocknen. Es empfiehlt sich, kein weichgespültes Handtuch zu benutzen. Das Abtrocknen mit einem rauhen Frotteehandtuch fördert zusätzlich die Durchblutung.

☞ Unsere Großmütter haben schon vor langer Zeit erkannt, daß die kurzzeitige E r h ö h u n g   d e r   K ö r p e r t e m p e r a t u r die krankmachenden Keime im Körper zugrunde gehen lassen kann. Bei einer aufziehenden Grippe wurde deshalb ein Überwärmungsbad angewandt. Es ist bekannt, daß Fieber nicht eine Schwäche ist, sondern nur die natürliche Abwehrreaktion des Körpers, der so seine Abwehrkraft aktiviert und durch erhöhte Körpertemperatur die Krankheitserreger abtötet. Die eingedrungenen Keime könnten sich ungehindert vermehren, sollte der Körper nicht mit Fieber reagieren. Mit Großmutters Schwitzbad wird eine Art Heilfieber erzeugt, das keine nachteiligen Auswirkungen auf den Kreislauf hat, aber anstrengend ist. Deshalb ist es wichtig, daß herz- und kreislaufkranke Menschen dieses Schwitzbad keinesfalls anwenden.

☞ Und so hat die Großmutter das S c h w i t z b a d durchgeführt: Die Badewanne ganz mit Wasser füllen. Die Temperatur des Wassers beträgt 37 Grad. Für dieses Schwitzbad benötigt man unbedingt ein gutes Badethermometer, damit die Wassertemperaturen vorschriftsmäßig eingehalten werden. In die Wanne legen und langsam heißes Wasser einlaufen lassen, bis die Temperatur des Badewassers bei 40 Grad liegt. Ihre Körpertemperatur wird jetzt auf ungefähr 38 steigen. Ihre Körpertemperatur können Sie überprüfen durch ein Fieberthermometer im

Mund. Sie sollten Ihre Körpertemperatur laufend kontrollieren, da sie nicht über 38 Grad steigen darf. Die Badezeit beträgt 30 Minuten. Während der ganzen Zeit auch die Arme und Beine im Wasser behalten. Die Wärme wird als unangenehm empfunden, wenn der Hinterkopf ebenfalls im Wasser liegt. Nach dem Bad kurz kühl abwaschen, dann bis unters Kinn in ein Laken einhüllen und ins Bett legen. Dieses Überhitzungsbad ist sehr anstrengend für den Kreislauf, der sich jetzt in der Ruhe wieder erholen kann.

☞ Der gute alte Wickel ist ein altes Hausmittel mit vielerlei Anwendungsmöglichkeiten zur natürlichen Körperpflege und zur Gesundung des Körpers. Kalte Wickel fördern die Durchblutung und regen die Tätigkeit der Drüsen an. Die Gefäße verengen sich durch einen kalten Wickel und werden dann stark erweitert. Der Körper führt aus seinem Inneren möglichst schnell warmes Blut heran, um den aufgetretenen Temperaturunterschied wieder auszugleichen. Großmutters kalte Wickel belasten den Organismus nicht so stark wie einige der chemischen Mittel. Außerdem beseitigt ein kalter Wickel die Ursachen von Krankheiten und regt die Widerstandskraft des Körpers an.

☞ Kalte Wickel werden mit kaltem Wasser aus der Leitung hergestellt. Dieses Wasser hat in der Regel die gewünschte Temperatur zwischen 10 und 20 Grad. Der kalte Wickel erwärmt sich im Laufe von 30 bis 40 Minuten, weil dem Körper überschüssige Wärme entzogen wurde, etwa bei Fieber. Der Wickel muß nach dieser Erwärmung wieder neu angelegt werden, mit regelmäßiger Wiederholung.

☞ Wenn man den Wickel länger beläßt, bewirkt er einen Wärmestau, und nach ungefähr zwei Stunden beginnt eine Schweißbildung. Der Wickel wirkt jetzt schweißtreibend, was ein schnelleres Ausscheiden von Giftstoffen bewirkt. Dieses Schwitzen kann unterstützt werden durch einen heißen Tee, zum Beispiel von Lindenblüten.

☞ Großmutters kalte Wickel können aber nicht nur Fieber ableiten, sondern helfen auch dem Organismus von innen heraus, zu entschlacken und zu entgiften. Diese Giftstoffe, die normalerweise über die Nieren verarbeitet werden müßten, kommen in das Laken, das für den Wickel verwendet wurde. Diese Laken sollten immer getrennt mit Desinfektionszusatz und nicht mit der normalen Wäsche gewaschen werden.

☞ Bevor ein kalter Wickel durchgeführt wird (immer im Bett), muß der Körper zunächst im Bett erwärmt werden. Ein wassergetränktes, ausgewrungenes Laken wird als kalter Wickel direkt auf die nackte Haut gelegt, darüber ein trockenes Tuch. Als Abschluß eine Wolldecke darüberlegen.

☞ Einen Halswickel bringt man wie folgt an: Zwei feuchte Taschentücher seitlich so anlegen, daß auch die

Ohren mit abgedeckt werden. Die nassen Taschentücher zunächst mit einem trockenen Wickeltuch abdecken und dann mit einem Wollschal. Beim Anlegen des kalten Halswickels müssen die Füße warm sein. Sobald der Wickel sich erwärmt hat, muß er erneuert werden. Dieser Halswickel hilft bei Entzündungen der Halsorgane. Aber er hilft auch zum rascheren Abklingen eines Schnupfens, da durch den Halswickel die Durchblutung des Nasenraumes erhöht wird.

☞ Ein kalter B r u s t w i c k e l wurde von der Großmutter besonders empfohlen bei fieberhaften Erkältungen und grippalen Infekten. Das Laken für den Brustwickel muß so lang sein, daß es zweimal um den Oberkörper herumgeführt werden kann. Das Laken wird nur bis zur Hälfte in kaltes Wasser getaucht und ausgewrungen. Der feuchte Teil des Lakens wird auf die Brust gelegt. Darüber wird der trockene Teil des Lakens geschlungen und von der Gegenseite durchgezogen. Zum besseren Zusammenhalt empfiehlt es sich, den Brustwickel mit Sicherheitsnadeln zu verschließen. Das Nachtgewand über den Wickel ziehen und dann mit der Wolldecke einschlagen. Wenn der Wickel beendet ist, kann man den Schweiß mit lauwarmem Wasser abwaschen und sollte ein frisches Nachtgewand anziehen.

☞ Großmütters G ü s s e werden mit kaltem Wasser durchgeführt, mit einem druckschwachen Strahl aus einem Schlauch. Es empfiehlt sich, hierzu den Brausekopf der Dusche abzuschrauben. Der Raum, in dem die Güsse

*durchgeführt werden, sollte eine mittlere Raumtempera-
tur haben. Ein Guß kann beendet werden, wenn sich Rötungen auf der Haut zeigen.*

☞ *Bei Ermüdung und Kopfschmerzen hilft ein Ge-
sichtsguß. Beginnen Sie mit dem Wasserstrahl unter
der rechten Schläfe und umkreisen Sie dann das Gesicht
langsam von rechts nach links, über die Stirn zum Kinn.
Zum Abschluß eine durchgehende ovale Gesichtsbegie-
ßung vornehmen.*

☞ *Zur Erfrischung und Stärkung dient der Armguß.
Dazu beide Unterarme eine Minute lang im vollen Was-
serbecken unter den laufenden Wasserhahn halten.*

Großmutters Ratschläge
für Füße und Beine

☞ *Fußnägel*, besonders bei Kindern, gerade schneiden, da sie sonst ins Fleisch einwachsen.

☞ Bei *eingewachsenen Fußnägeln* schneide man die Nägel in der Mitte keilförmig ein.

☞ *Hornhaut* an den Füßen erweicht man, wenn man wiederholt über Nacht einen dicken Umschlag mit fettender Hautcreme macht.

☞ Bei *Fußschmerzen* und Brennen mit einem starken Sud aus Weidenblättern, Beifuß und Feldkamille die Füße waschen.

☞ Gegen *geschwollene Füße* hilft folgendes Mittel: In einem Liter Wasser 50 Gramm Holunderblüten und 50 Gramm Lindenblüten zehn Minuten lang kochen, abfiltern und kalt stellen. Abends zwei Tücher mit der Lösung tränken und um die Füße wickeln. Etwa eine halbe Stunde wirken lassen – dabei flach liegen. Anschließend ist es gut, die Füße zu massieren.

☞ *Blasen* an den Füßen können arge Spielverderber sein. Legen Sie ein alkoholgetränktes Läppchen auf die Blasen. Der Schmerz wird so gelindert, und die Blasen trocknen ein.

☞ *Erfrorene Füße* oder Hände werden jeden Abend mit Zitronensaft eingerieben, das hilft dauerhaft.

☞ *Rauhe Ellbogen und Knie* werden wieder weich, wenn man sie mit einem Brei aus Salz und Milch bestreicht.

☞ *Füße brennen nicht in neuen Schuhen*, wenn man über Nacht feuchte Leinenläppchen in die Schuhspitzen legt, die die Gerbsäure, die das Brennen verursacht, herausziehen.

☞ *Schmerzen die Ballen an den Füßen*, reibe man sie mit Kampferspiritus ein.

☞ *Brennen der Füße bei neuen Schuhen* verhindert man, indem man die Innenseite der Schuhe mit Spiritus bestreicht. Derselbe lockert das Leder und gestattet der Luft mehr Zutritt zum Fuß. Sobald der Fuß die nötige Luftzufuhr hat, hört auch bei neuen Schuhen das lästige Brennen auf.

☞ *Enge Schuhe* weitet man, wenn man (morgens) mit ihnen über eine feuchte Wiese geht.

☞ *In neuen Schuhen brennen die Füße nicht*, wenn man die Schuhe vor dem ersten Tragen mit *Essig* auswischt.

☞ *Hühneraugen* gehen weg, wenn einige Nächte hintereinander Zwiebel- oder Zitronenscheiben aufgebunden werden.

☞ *Hühneraugen* bekämpft man, indem man eine *Zwiebel* hackt und eine Stunde lang in scharfen *Es-*

sig legt. Danach mit einem Verband auf dem Hühnerauge befestigen. Häufig wechseln.

☞ Auf eine Zwiebelscheibe einige Spritzer Zitronensaft spritzen und etwas Salz daraufstreuen. Die Zwiebelscheibe über Nacht mit einem Heftpflaster auf dem Hühnerauge festhalten. Nach acht Nächten läßt sich das Hühnerauge mit der Wurzel mühelos herauslösen.

☞ Gegen Hühneraugen hilft das Einreiben mit Schweineschmalz oder Schmierseife.

☞ Hühneraugen niemals selbst ausschneiden. Fußbäder mit Boraxzusatz nehmen, Tinktur auftragen und Pflaster auflegen. Durch gut passendes Schuhwerk, Tragen von Sandalen und möglichst häufiges Barfußlaufen vorbeugen.

☞ Bei Hühneraugen und frischen Wunden den Blättern des Hauswurzes die Haut abziehen und diese auflegen. Das kühlt und heilt!

☞ Bei Fußpilz und Juckreiz zwischen den Zehen hilft das Abreiben der Füße mit Kräuteressig.

☞ Gegen Fußschweiß hilft Weizenmehl, täglich in die Strümpfe gestreut.

☞ Fußschweiß vergeht, wenn man häufig Milchprodukte sowie Gemüse und Obst ißt.

☞ *Fußschweiß verschwindet, wenn man die Füße mit* Essigwasser *einreibt, nachdem man ein Fußbad genommen hat.*

☞ *Gegen Fußschweiß nimmt man Fußbäder in heißem Wasser, in das man vorher ca. zwei Handvoll* Holzasche *geschüttet hat.*

☞ *Fußschweiß verschwindet, wenn man regelmäßig Fußbäder nimmt in einem Sud aus drei Eßlöffeln* Eichenrinde, *getrocknet und geschält und in ca. einem Liter Wasser gekocht.*

☞ *Fußschweiß verschwindet, wenn man wöchentlich drei* Fichtennadelbäder *nimmt und die Füße dann einpudert.*

☞ *Bei übermäßigem* Fußschweiß *im Sommer so oft wie möglich barfuß laufen und täglich ein warmes Fußbad mit Holzasche und Salz nehmen.*

☞ *Bei Fußschweiß wasche man die Füße täglich mehrmals in* kaltem Wasser *und trage keine Strümpfe aus synthetischem Material.*

☞ *Wer einen Beruf ausübt, bei dem viel* im Stehen gearbeitet *werden muß (zum Beispiel im Frisiersalon oder im Verkauf), sollte regelmäßig während des Tages eine kurze Pause machen. In dieser kurzen Pause die Beine über die Höhe des Herzens erheben, damit die Erdanziehungskraft die Blutgeschwindigkeit zum Herzen erhöht.*

☞ *Stützstrumpfhosen* sind nicht nur eine Hilfe, wenn Probleme mit den Venen bereits auftreten, sondern können auch als Vorbeugung eine große Hilfe sein, besonders, wenn ein „stehender Beruf" ausgeübt wird.

☞ *Die Durchblutung der Beine* kann mit einer einfachen Maßnahme auch dann angeregt werden, wenn man gerade bei der Arbeit keine Pause machen kann. Einfach die Fußballen fest auf die Erde drücken, damit die Wadenmuskeln angespannt werden und dadurch mehr Blut transportiert wird.

☞ *Richtiges Barfußlaufen* ist gesund. Man muß nur darauf achten, daß die Füße und Unterschenkel nicht kalt werden, indem man zum Beispiel auf kalten Steinplatten geht. Erwachsene und Kinder sollten bei jeder Gelegenheit im Wald, auf Wiesen, Sand und Steinen barfuß laufen. Das wirkt abhärtend und kreislaufanregend. Es ist nicht nur für die Füße gesund, sondern für den ganzen Körper. Bei Anfälligkeit für Erkältungskrankheiten ist es ein gutes Mittel, das Barfußlaufen langsam zu steigern.

☞ *Wechselfußbäder* helfen bei vorübergehender Schlaflosigkeit. Die Füße dreimal abwechselnd fünf Minuten in warmes und eine Minute in kaltes Wasser halten.

☞ *Das tägliche Fußbad* reinigt nicht nur, sondern stärkt auch die Füße. Ein abendliches Fußbad ist ein großartiges Schlafmittel.

☞ Beruhigend für die Füße wirkt ein warmes Salz-wasserbad. Ebenso bei müden Füßen. Ein paar Hände voll Salz ins Wasser geben und die Füße 20 Minuten darin baden.

☞ Lauwarme Wadenwickel wirken beruhigend und sind besonders bei Kindern ein unbedenkliches Mittel gegen Schlaflosigkeit.

☞ Großmutters Wechselfußbad gehört zu den ein-fachen, aber wirksamen Hausmitteln. Dieses Fußwech-selbad ist eine Art Training für die Arterien – eine sehr nützliche Maßnahme zur kompletten Fußpflege. Ferner wird dadurch der Kreislauf gestärkt, Nervosität abgebaut, und es ist eine Hilfe zur Abhärtung. Es werden zwei Fuß-badewannen oder Eimer benötigt. Eine Wanne mit auf 38 Grad erwärmtem Wasser füllen, die andere mit Wasser von 15 Grad Temperatur. Beide Behälter so weit füllen, daß das Wasser bis zur Mitte der Wade reicht. Zuerst die Beine fünf Minuten in das warme Wasser halten, dann für zehn Sekunden in das kalte und wieder zurück in das war-me Wasser. Die gesamte Anwendung beinhaltet zweimal warme und zweimal kalte Fußbäder.

☞ Schmerzende, müde und brennende Füße können mit Kräutern und Bädern behandelt werden. Zunächst le-gen sie frische Farnkrautblätter in die Schuhe. Den gan-zen Tag mit dieser „Einlage" umhergehen. Am nächsten Tag eine geschälte Gurke zu Brei zerstampfen. Diesen Brei in ein Paar Socken füllen und vor dem Schlafengehen anziehen. *Den Gurkenbrei die ganze Nacht auf die Füße einwirken lassen. Nun folgt am dritten Tag ein besonderes Fußbad nach Großmutters Rezept: 50 Gramm Thymian, 125 Gramm Walnußblätter, 50 Gramm Lorbeerblätter und 50 Gramm Efeublätter eine Viertelstunde in drei Litern Wasser aufkochen. Das Ganze auf Zimmertemperatur abkühlen lassen, zwei Eßlöffel Kochsalz und einen Eßlöffel Natron hinzufügen und die Füße in diesem Bad 15 Minuten baden. Diese Kur wird eine wahre Wohltat sein für schmerzende und brennende oder müde Füße.*

Großmutters Ratschläge für die Körper- und Schönheitspflege von innen

☞ *Mixen Sie sich Ihren Buttermilchdrink mit Früchten und Kräutern der Saison. Auch ein Bad mit dem Zusatz von ein bis zwei Bechern verwöhnt die Haut. Rauhe Hände freuen sich ebenfalls über ein Buttermilchbad. B u t t e r m i l c h ist gut für gesunde Haut, glänzendes Haar und stabile Fingernägel. In der Buttermilch ist viel hochwertiges Eiweiß und Lezithin, beides Bausteine jeder Körperzelle. Dazu kommen Vitamine, die den Stoffwechsel fördern und Hautunreinheiten vorbeugen, Mineralstoffe für schönes Haar und stabile Fingernägel sowie Milchsäure zur Förderung der Darmfunktion. Trinken Sie täglich ein Glas Buttermilch!*

☞ *Bei unreiner Haut sollte man täglich einen E i d o t t e r essen.*

☞ *Bei unreiner Haut abends ein haselnußgroßes Stück B a c k h e f e essen. Zusätzlich sollte man zweimal wöchentlich eine Hefemaske auftragen.*

☞ *G u r k e, roh, mit der Schale, ohne Essig und Salz gegessen, wirkt blutreinigend und daher heilend bei Pikkeln und unreiner Haut.*

☞ *Die Haut wird zart und weich, wenn man täglich ein bis zwei B a n a n e n ißt.*

☞ *Wer seinen Teint verbessern möchte, trinke jeden morgen ein Glas heißes Wasser, das den Saft einer halben Z i t r o n e enthält. Schon nach wenigen Tagen macht sich der Erfolg bemerkbar.*

☞ Wenn man täglich frische H e f e ißt, beugt man Hautunreinheiten vor. Besonders in der Pubertät ist dies ein bewährtes Mittel.

☞ Die trockene H e i z u n g s l u f t im Winter sorgt oft für sichtbare Folgen auf der Haut: Sie sieht grau und welk aus. Da hilft eine gesunde „Vitaminspritze": Fünf Eßlöffel Rote-Bete-Saft, zwei Eßlöffel Sanddornsaft, frisch gepreßter Saft von einer Orange und zwei Spritzer Zitronensaft gut miteinander mixen. Dieser „Schönheitssaft" läßt die Haut wieder zart, rosig und gesund aussehen.

☞ Saft von R o t e n R ü b e n wirkt gegen Mitesser. Täglich ein halbes Glas dieses Saftes trinken!

☞ Saft von Roten Rüben (Rote Bete) schützt in der Übergangszeit vor E r k ä l t u n g e n . Er läßt sich gut mit Milch, Zitronen- oder Apfelsaft mischen. Auch wirkt er gegen Mitesser. Man trinke täglich ein Glas davon.

☞ Bei trockener Haut, Mitessern, brüchigen Nägeln und Haaren fehlt dem Körper das wichtige Vitamin A. Also reiben Sie zwei große M ö h r e n , und lassen Sie sie über Nacht, mit drei Eßlöffeln Milch verrührt, stehen. Am Morgen pressen Sie den Saft durch ein Tuch und reiben das Gesicht vor dem Eincremen damit ein. Abends sollten Sie nach der Vitaminbehandlung keine Creme mehr verwenden.

☞ Rote Äderchen und schuppende Hauterkrankungen sind meistens Mangelerscheinungen des Vitamins B 12, das in Milch enthalten ist. Deshalb ist Milch ein Heilmittel bei diesen Hauterkrankungen.

☞ *Einen halben Liter M i l c h* sollte man täglich trinken, das macht die Haut glatt und weich.

☞ *Reinen Teint* erhält man, wenn man viel frischen *G u r k e n s a f t* trinkt.

☞ *Q u a r k* mit etwas Schnittlauch wirkt blutreinigend.

☞ *R e t t i c h e* wirken reinigend. Der Körper wird angeregt, schlechte Stoffe auszuscheiden. Außerdem wirken Rettiche schleimlösend bei Husten und Heiserkeit.

☞ *K i r s c h e n* wirken blutreinigend. Süße Kirschen regen die Blutbildung an, saure unterstützen die Arbeit von Leber und Nieren. Bei säureempfindlichem Magen genieße man nur süße Kirschen.

☞ *B r e n n e s s e l t e e* wirkt blutreinigend und schleimlösend.

☞ *B l u t r e i n i g u n g s m i t t e l* sind Bitterklee, Löwenzahnwurzel, Schafgarbe, Wacholderbeeren und Erdbeerblütenblätter, die man als Tee zu sich nehmen sollte.

☞ *H u f l a t t i c h* und *G ä n s e b l ü m c h e n* wirken beide blutreinigend, wenn man die Blüten trocknet und einen Tee daraus macht. Auch gegen Husten hilft dieser Tee. Mischt man beide Sorten, ergibt das ein gutes Aroma.

Stichwortverzeichnis